北京儿童医院专家课

小儿保健与养护

CHILD HEALTH CARE

张峰 ◎ 著

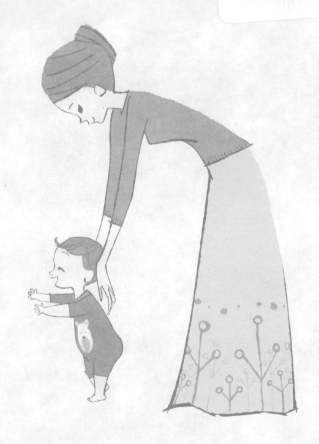

悦成长
Joyful Growth

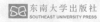
东南大学出版社
SOUTHEAST UNIVERSITY PRESS

前言

　　每个父母都对孩子持有各种美好的期望：健康、聪明、美丽、幸福……其中健康不但是父母们关注的重点，更是其他各种期望的基点。因为健康是生活质量的基础，是人生最大的资本，一个人不管有多大的才能，没有健康，一切都只是空谈。

　　健康的含义是多元的、广泛的，按世界卫生组织的定义，健康不仅仅指没有疾病或病痛，而是包括身体、心理和社会适应性三方面的，躯体上、精神上和社会上的一种完全良好状态。其中身体健康又是社会适应性和心理健康的物质基础。身体健康的人更容易保持乐观积极向上的精神状态，而任何生理上的缺陷、疾病，都会使人产生烦恼、焦躁、忧虑、抑郁等不良情绪，影响心理健康，并导致人的社会适应能力降低。身体健康是幸福生活的首要条件，爱孩子就要给他一个健康的身体，拥有健康的身体，孩子才可能拥有更加美好的未来，这也是绝大多数父母的共识。

　　促进孩子身体健康的因素很多，但下面这五个因素是最基本的：

　　①饮食：人的生命必须通过饮食来维持，健康与饮食营养有极大的关系，身体健康不能缺少营养，但营养过剩也会危害健康，只有合理营养和平衡膳食才能维持身体健康并满足孩子正常生长发育的需要。所以早在我国北宋时期的医学全书——《圣济总录》就说：安身之本，必资于食，不知食宜，不足以存生。

　　②睡眠：俗话常说："药补不如食补，食补不如睡补。"人一生有1/3时间是在睡眠中度过的，好的睡眠对恢复体力、增强智慧、保证健康十分重要。科学研究证明，睡眠还是提高身体免疫机能的一个重要过程。对孩子来说睡眠好坏还关系到他们的生长发育，睡着时，特别是在深睡期，孩子脑内分泌的生长激素最多，如孩子长期严重睡眠不足，身体发育将受到影响。

　　③运动：生命在于运动，除了饮食和睡眠之外，运动也是让孩子身体、心理同样健康的重要因素。运动锻炼有助于身体健康，这是人们所普遍接受的

观点，但运动不只对身体方面有益，对培养孩子形成健康的心理和良好性格也有很多好处，积极参加运动的孩子自我控制能力、人际交往能力都相对较强，而且孩子更易形成勇敢果断、意志坚定、积极乐观的健康性格。

④ 防止意外伤害：中国少年儿童安全健康成长计划的研究结果显示：意外伤害已取代建国初期的传染病和营养不良成为我国 14 岁以下儿童死亡的首位原因，而且呈现发生率高、增长速度快和死亡率高的特点。孩子自我保护意识弱，缺乏必要的安全、防卫知识，容易发生意外伤害，为了孩子的生命安全和身体健康，给他们创造一个远离意外伤害的安全生存空间，避免意外伤害成为孩子健康的"杀手"，是保证孩子健康成长的关键，也是父母的责任。

⑤ 预防疾病：健康和疾病是对立的，从人类产生到现在，各种各样的疾病严重危害着人类的健康，预防疾病是保持健康的关键。预防孩子常见病，和孩子患病后帮助孩子尽快恢复的居家护理，都是健康不可缺少的。

孩子身体健康强壮不仅关系自身，也是每个父母的愿望，家庭幸福之所在。人一生的健康管理要从小开始做起，促进早期健康发展，是为孩子一生的健康打下基础。作为一个在北京儿童医院儿童保健中心工作了十余年的儿科专家，我觉得自己有责任为父母全面梳理、细解健康育儿知识，针对上述五大健康影响因素：营养饮食、优质睡眠、 适量运动、防范意外和预防疾病，我从自己长期的临床经验出发，结合了最新健康观念、医学研究理论与我国传统育儿方法写作了本书，希望提供家庭健康育儿自助方案，满足广大父母养育孩子过程中希翼的帮助，为父母们排忧解疑。

最后祝愿每一个孩子在父母的关爱呵护中，健康快乐地成长！

目录| Content

Part 1 孩子一生健康，从均衡营养开始

饮食习惯的好坏，直接影响身体健康，合理均衡的饮食不仅是孩子健康生长发育的需要，还将影响孩子一生的健康。

Part 2 睡好觉，长个又长脑

适当的睡眠是最好的休息，宝宝的睡眠质量关系到宝宝的身体发育和智力发育，拥有良好的睡眠对宝宝的健康至关重要。

Part 3　爱运动的孩子更聪明

运动是孩子的天性,适当的运动,不仅促进孩子身体健康发展,而且有助于孩子情绪、心理、个性、交往能力和智能的良好发展。

Part 4　平安成长比成功更重要

早在 1990 年世界卫生组织发布的报告中,意外伤害就是影响孩子健康的最主要原因。加强孩子安全健康教育,提高防范意识,防止意外伤害,是孩子健康成长的基础。

Part 5 若要小儿安，预防是关键

生病不但影响孩子的身体健康，还可能影响孩子的心理健康，预防孩子常见病发生，孩子生病后及时有效地处理是孩子健康成长的保证。

附录

Part 1

孩子一生健康，
从均衡营养开始

国际医学的 DOHaD（健康与疾病的发展起源）理论研究显示：自胎儿期起到出生后至 2 岁期间的生命早期 1000 天，是有效预防成人期疾病的关键时期。

0～3岁营养管理是人生健康的第一笔投资

　　人一生要经历不同的阶段，儿童期是脑、身体发育最旺盛、最迅速的时期，儿童期营养不仅是孩子身体发育和智力发育的关键因素，同时还会影响其成年后的身体健康。从每日的饮食中，儿童期孩子不仅要获取正常发育必需的营养素，还要积累影响成年及老年期健康所需的重要营养素。目前最新的DOHaD（健康和疾病发育起源）的医学研究作了很多出生前、后营养失衡与成年及老年健康问题的关联研究，大量数据分析显示某些免疫性疾病到骨质疏松、糖尿病、高血压、心脏病和中风等疾病的发生均与儿童期营养有关，因此做好儿童期营养管理，对终生身心健康和生命质量有重要意义。为此，中国保健协会已提出"零岁保健"全新理念，呼吁全社会从胎儿期和新生儿期开始做好母婴营养管理，降低成人疾病发生率，为孩子一生的健康打好坚实的基础。

营养过剩是另一种紊乱

养育孩子时，越来越多的家长注意到营养缺乏会带来问题，加上现在生活水平的提高，往往在饮食上给孩子提供大量肉类或高脂肪食物，并且制作精细、口味偏甜，造成孩子营养素摄入结构失衡导致营养过剩。其实在营养学上，营养过剩是另一种营养紊乱症状，其对身体健康的危害并不小。

营养过剩的害处

营养与疾病风险相关图

人体如果是一座高楼，营养就是建设高楼的原料，生命活动要靠营养来维持，合理营养可以促进健康，而营养不足或营养过剩都有可能引起疾病。

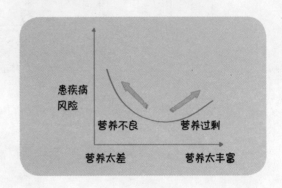

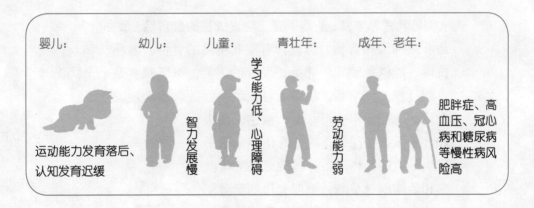

儿童期营养影响老年生命质量

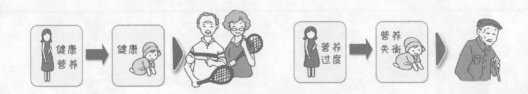

母乳——最天然的孩子保健食物

　　母乳营养丰富，是益于婴儿健康成长的最自然、最安全、最合理的天然食物。母乳含有婴儿所需的各种营养物质和抗体，能满足婴儿快速生长发育的需要。母乳喂养是一个自然过程。怀孕后，很多女性发现自己的乳房外观发生了变化，比如乳房变得胀大、敏感，乳头和乳晕颜色变深等，这是身体在为孩子出生后的喂养作准备。体内分泌的雌激素和黄体酮（孕酮）浓度变化则刺激复杂的生理系统，使女性分娩后能够产生母乳。所以母乳喂养是自然的本能，只要做好准备绝大多数女性都能母乳喂养婴儿。

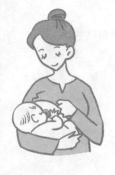

孩子第一口食物尽量喂母乳

母乳喂养好处多多，因而孩子的第一口食物应尽量喂母乳。

❶ 母乳是一种营养最全面，各种营养成分的比例也最合适孩子的天然食品。

❷ 母乳中含有对孩子大脑发育有益智作用的牛磺酸和益智氨基酸，能让孩子更聪明、母乳中这两种成分的含量是牛奶的 10 ～ 30 倍。

❸ 母乳最利于孩子消化吸收。母乳中的蛋白质中 2/3 为乳清蛋白、1/3 为酪蛋白，不仅营养价值极高，而且易于婴儿的消化和吸收。

❹ 母乳中含有多种免疫因子，能大大增强孩子的免疫力。

❺ 哺乳过程是增进母子感情的最佳时机，母乳喂养最利于母子亲情的建立。

❻ 哺乳能消耗母体额外的热量，使妈妈的新陈代谢速度更快，利于减肥。还能保护妈妈远离乳腺癌、卵巢癌、尿路感染和骨质疏松等疾病的侵扰。

❼ 母乳喂养方便经济、卫生安全。

Tip：

1. 初乳中的分泌型免疫球蛋白 A（sIgA）的含量最多，第 1 天母乳中 sIgA 的含量是第 6 天母乳中含量的 17 倍。

2. 构成孩子免疫系统的重要营养物质：α－乳清蛋白和 β－乳球蛋白占母乳蛋白总量的 60% 左右，它们能够帮助孩子大幅提升抵抗力。

3. 中国妈妈的母乳总蛋白含量较高。

4. 饮食习惯、生活环境的差异导致母乳成分有差异。以 DHA 为例，北京、上海等地区母乳中 DHA 含量较高，呼和浩特、成都则含量较低。

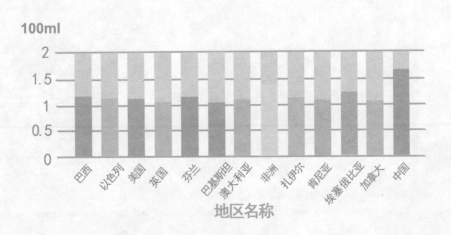

全球各地区妈妈的母乳总蛋白含量

100ml

地区名称：巴西、以色列、美国、英国、芬兰、巴基斯坦、澳大利亚、非洲、扎伊尔、肯尼亚、埃塞俄比亚、加拿大、中国

做好母乳喂养准备

❶ 早开奶。孩子出生后 30 分钟内即应与母亲皮肤接触，吸吮母亲乳头，同时母亲开始喂哺新生儿。

❷ 除非医疗需要，新生儿尽量避免喂食孩子母乳之外的食物（如糖水、配方奶等）。世界卫生组织建议孩子满 6 个月（180 天）开始再接受除母乳之外的补充食物。

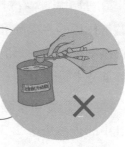

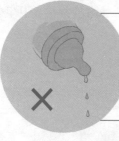

❸ 尽量避免给予孩子塑胶奶瓶、奶嘴与安抚奶嘴等用品。因为用奶嘴吸吮很省劲，只要 3 次人工喂养就可能使孩子产生乳头错觉，拒绝再吸吮妈妈奶头，甚至有的孩子仅一次人工喂养就产生了乳头错觉。

❹ 配合孩子需求哺喂母乳。

❺ 学习母乳喂养方法。

❻ 产后摄取营养丰富、水分充足的食物可保证乳汁充盈。

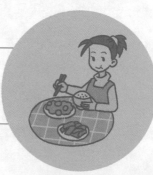

母乳喂养方法

1 喂奶时妈妈让孩子的身体稍侧，脸面对妈妈的乳房，鼻子正对乳头，孩子的头、脖子与身体成一直线，孩子的肚子紧贴妈妈的胃，妈妈的手和肘托住孩子的头、肩膀及臀部。

2 喂奶时妈妈用手指托住乳房乳晕根部，可免乳房妨碍孩子通气和奶水流得太快，引起孩子呛咳。

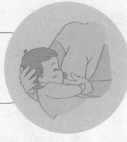

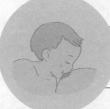

3 喂奶时应让孩子将妈妈的乳头和大部分的乳晕都含在嘴里，这样不但可避免乳头损伤，还可让孩子有效吸吮。

4 不要用手夹住乳头往孩子嘴里放，会把乳头上下的乳腺管堵塞，反而影响孩子吸吮。

5 妈妈喂奶时可以躺着、坐着或者站着，只要觉得舒服就可以。

6 奶胀时乳头的伸展性差，孩子不易吸吮；可用手挤出一些乳汁，或用毛巾热敷，使乳房柔软，易于吸吮。

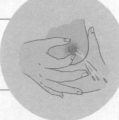

Tip：抓住最初 6 小时，成功实现母乳喂养。

孩子吸吮会刺激乳头、乳晕和神经系统，是妈妈泌乳的主要促进因素。产后最初 6 小时的吸吮使泌乳素迅速上升，反应性增加 1.4 倍。

"按需喂养"的孩子更有安全感

　　"按需哺乳"就是只要孩子因为饿而哭闹、妈妈的乳房胀满而难受就应"按需哺乳"完全由孩子及妈妈的需要决定喂奶次数、时间间隔和每次喂奶量的多少。采取"按需哺乳"喂养的孩子，因为喂得及时、营养充足，所以孩子的身高和体重在出生后的第 1 个月里就会比其他方式喂养的孩子长得更快，而且孩子的需要被及时回应，能帮助孩子尽快建立心理安全感。

母乳够不够判断法

❶ **体重**。体重增长是衡量孩子母乳量是否足够的重要指标，孩子体重增长的速率正常说明母乳是足够的，如果孩子体重增长速率低于正常标准，外表消瘦，排除疾病因素，很可能就是母乳不足。

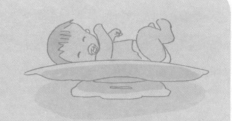

❷ **情绪**。吃奶后，孩子安静入睡情绪良好，说明孩子吃饱了；吃奶时如果孩子猛吸一阵，就把奶头吐出来哭闹，或吃奶后不久就啼哭、吮手，通常说明孩子没有吃饱。如增加喂奶次数情况还没有改观，可能是母乳不足，需为孩子添加其他的代乳食品。

❸ **大便**。这如果孩子每天能有一次大量或少量多次的软便说明母乳足够。

❹ **小便**。如果孩子每天能有 6 次及 6 次以上的小便也说明母乳是足够的。

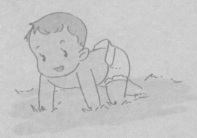

❺ **吃奶时候的状态**。如果孩子在吃奶时能够听到"咕咚""咕咚"的吞咽声音说明母乳是足够的。

增加乳汁 4 方法

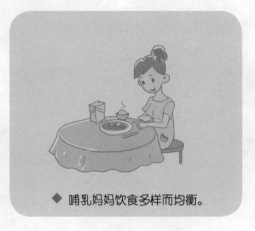

◆ 哺乳妈妈饮食多样而均衡。

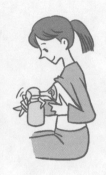

◆ 让孩子频繁吸吮乳头，并尽量吸空妈妈乳房，如孩子吃不完可用手挤或使用吸奶器排空。

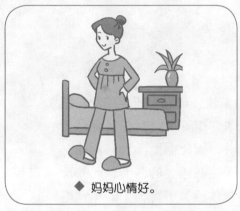

◆ 妈妈心情好。

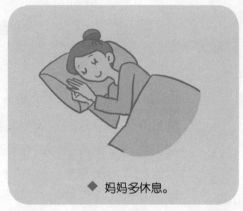

◆ 妈妈多休息。

配方奶：母乳喂养的替代或补充

母乳是孩子最佳饮食选择，由于某些原因妈妈不能母乳喂养孩子或妈妈的乳量满足不了孩子的需要时，可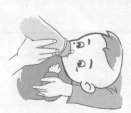选择配方奶作为替代或补充，这时要注意几点：

❶ 要根据孩子年龄段，挑选适合相应年龄段的婴儿配方奶粉。

❷ 严格按照奶粉说明书冲调配方奶，奶的浓度过低或过高，都不利于孩子健康。

❸ 妈妈最好亲自喂孩子，以增加亲子情感交流。这样，利于孩子的心理健康发育和发展。

❹ 定期时奶瓶奶嘴清洁消毒。

辅食——孩子健康成长的催化剂

　　0～1岁的孩子生长发育非常快，母乳中所含的营养能满足0～6个月孩子的生长需求，但6个月后，母乳已无法提供孩子生长所需的完整营养，因此需要添加辅食补充营养物质不足部分，以均衡孩子生长需要的营养。此外及时添加辅食不但能增加孩子口味体验、丰富孩子的味觉感受，还能训练孩子的吞咽和咀嚼能力，是孩子断奶的重要准备。可以这样说，选对添加时间，把握辅食种类和数量，科学及时添加辅食，是确保孩子顺利接受辅食、健康成长的关键。

辅食添加内容

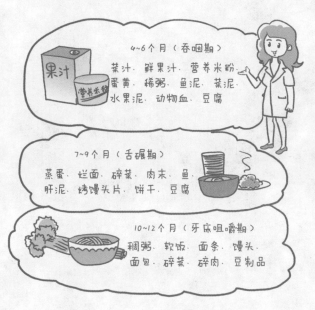

4~6个月（吞咽期）
菜汁、鲜果汁、营养米粉、蛋黄、稀粥、鱼泥、菜泥、水果泥、动物血、豆腐

7~9个月（舌碾期）
蒸蛋、烂面、碎菜、肉末、鱼肝泥、烤馒头片、饼干、豆腐

10~12个月（牙床咀嚼期）
稠粥、软饭、面条、馒头、面包、碎菜、碎肉、豆制品

辅食添加时机判断方法

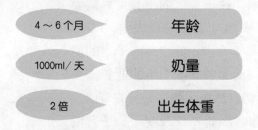

4~6个月	年龄
1000ml/天	奶量
2倍	出生体重

辅食添加提醒

❶ 添加辅食时要耐心，让孩子慢慢适应。在孩子肚子饿的时候先喂辅食；喂奶后再给辅食，孩子进食意愿会降低。

❷ 添加辅食时要预防孩子发生过敏。致敏性较低的米粉比蛋黄更适合做孩子的第一口辅食；致敏性较高的海鲜类食物，应该待孩子1岁后再喂食。

❸ 辅食烹调以清淡、原味为重点，不要添加过多的调味料。

❹ 按孩子月龄和消化能力逐渐添加辅食品种。开始只给孩子吃一种与月龄相宜的辅食，尝试2~3天或一周后，如果孩子的消化情况良好，排便正常，再尝试另一种。千万不能在2天之内同时添加2~3种以上食物。

辅食添加的顺序

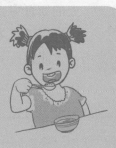

◆ 从少到多，如蛋黄从1/4~1/2个。

◆ 由稀到稠，如米汤—米糊—稠粥—软饭。

◆ 由细到粗，如菜汁—菜泥—碎菜—菜叶。

◆ 从植物性食物到动物性食物，如谷类—蔬菜—水果—蛋—鱼—肉—肝—豆。

断奶：选对时机，多关爱

母乳是孩子的最佳食物，但孩子6个月后母乳的质和量，已经不能满足孩子的生长需求，孩子正常的生长发育需要更多的营养。世界卫生组织（WHO）最新资料表明，1～2岁孩子的每日总能量需要为894千卡，其中346千卡的能量可从母乳或配方奶中获得，而另外548千卡的能量需要从辅食中得到。这个时候，断奶自然成了势在必行的事情。不过断奶对孩子来说是件大事，断奶不仅改变了孩子习惯的饮食方式，还会影响孩子对妈妈亲密依恋的需求，所以妈妈不仅要做好准备，还要比平时更关爱断奶期的孩子，才能让孩子顺利度过断奶期。

春、秋季是断奶的最佳时节

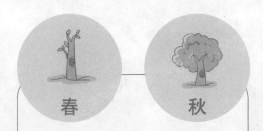

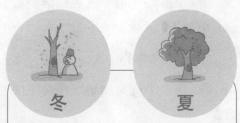

气温高会影响孩子胃口，天气凉爽时孩子更容易接受全辅食。春、秋季气候宜人，是断奶的最好时机，特别是秋季，大量蔬菜、水果上市，可供选择的各种食物供应丰富，非常有利于孩子断奶。

夏、冬季避免断奶，因夏季天气炎热，孩子的抵抗力低下，消化能力差；冬季气候又太冷，断奶时孩子可能由于习惯改变而患病。此外孩子生病时也不宜断奶。

断奶的孩子更需要关爱

断奶是一个渐进的过程，孩子需要一定的时间适应。这个时期，孩子容易哭闹、夜惊、拒食，妈妈要给予孩子更多的关爱。对孩子的情感来说，妈妈的奶不能吃了，会更依恋妈妈！特别是对母乳依赖较强的孩子，看不到妈妈会产生焦虑情绪，烦躁不安，哭闹剧烈，睡眠不好，甚至生病、消瘦。

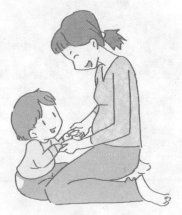

断奶时妈妈最好不要与孩子完全隔离，以免孩子因缺乏安全感而影响身体和心理健康。妈妈这时候，应多陪孩子一起玩感兴趣的游戏，转移孩子的注意力；孩子哭闹时，一定要安抚孩子，千万不能急躁。

断奶前要做好的准备工作

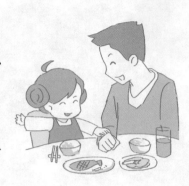

❶ 逐渐延长母乳喂养间隔时间，逐渐减少母乳喂养次数。

❷ 添加多样的辅食，添加配方奶。

❸ 让孩子练习用奶瓶或杯子喝奶，用勺子进食。

断奶孩子饮食方案

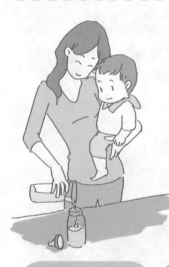

孩子断奶后完全靠自己尚未发育成熟的消化器官来摄取食物的营养，因而断奶孩子的膳食营养更需要注意。

❶ 营养充足易消化。断奶孩子生长发育旺盛，但消化功能仍不完善，断奶期可以给孩子准备粥、汤、米糊、软米饭、蒸鸡蛋、菜泥等荤素搭配易消化的食物。

❷ 进食定时、定量。孩子断奶开始每餐要分配合理，定量给予，防止忽多忽少。

❸ 种类丰富、色香味俱全，提高孩子的食欲，饮食清淡无刺激。

❹ 补充乳制品，保证蛋白质的需求。断奶不是戒乳品，而是戒断母乳喂养。奶制品营养丰富，摄食方式上也适合刚刚断奶咀嚼能力不完善的孩子。

Tip:

鲜牛奶不适合刚断奶的孩子。因为鲜牛奶中的蛋白质分子很大，不容易被肠道吸收，有的孩子喝了鲜牛奶后容易肠道过敏，引起腹泻。

身体不缺水，孩子就健康

　　人类的生存离不开水，人体内的各种营养素需要水帮助消化、吸收、运转和排泄，水是人体组织的主要成分；水还能调节体温，辅助机体新陈代谢。年龄越小，体内含水量越多。正常情况下，婴幼儿每日需水量相对比成人多。刚出生孩子的体内含水量是体重的75%，婴儿为70%左右，到长大成人时则下降为59%。学龄前儿童每日每千克体重对水的需要量为90～100毫升。因为身体含水量大，所以婴幼儿呕吐、腹泻后特别容易脱水。因为身体水不够，就不能正常运转，会出毛病。所以"不要等渴了再去喝水"，这是孩子小时就要教给他的喝水原则。

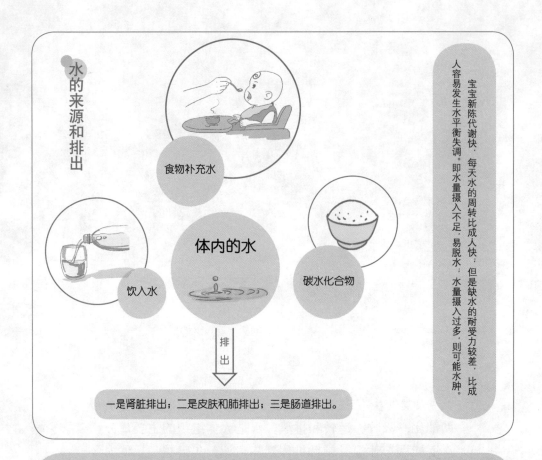

水的来源和排出

食物补充水

体内的水

饮入水

碳水化合物

排出

一是肾脏排出；二是皮肤和肺排出；三是肠道排出。

宝宝新陈代谢快，每天水的周转比成人快；但是缺水的耐受力较差，比成人容易发生水平衡失调，即水量摄入不足，易脱水；水量摄入过多，则可能水肿。

孩子水不足的身体警报

❶ 一天之中，孩子尿量比平时少。

❷ 尿色深黄，尿味重。

❸ 头部囟门下陷。

❹ 嘴唇干燥。

❺ 皮肤弹性变差。

白开水是最好的饮料

白开水不仅最解渴，还能洗涤肠胃，清洁内脏，促进食物消化和营养吸收。尤其 25℃ 左右的新鲜凉白开为最佳。这个温度的白开水生物活性与人体细胞内分子的活性最为接近，可以在短时间内就被机体吸收，利于孩子健康成长。

Tip：

1. 不能用饮料代替白开水。

2. 母乳含盐量较低，奶粉含蛋白质和盐较多，故人工喂养的孩子需要比母乳喂养多喝水，来补充代谢的需要。

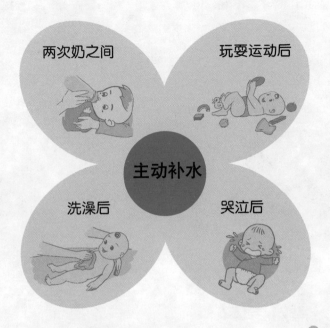

两次奶之间

玩耍运动后

主动补水

洗澡后

哭泣后

迈向独立的第一步：水杯替代奶瓶喝水

长期使用奶瓶可能会导致龋齿，还会使孩子对奶瓶产生依赖感，改用水杯喝水可以锻炼孩子手部肌肉，促进其手眼协调，能帮助孩子学习独立。

专家提示： 10个月是孩子学用水杯喝水的黄金时间。

从9个月起让孩子开始接触并熟悉杯子，孩子10个月时，在杯子里放少许温开水，家长在旁边辅助，训练孩子双手端起杯子，慢慢喝到嘴里。逐渐地，让孩子自己端着杯子喝水。杯子里的水量也要由少到多。

选好饮用水健康有保证

❶ 购买饮用水时要看标签、选品牌。国家规定，饮用水标签必须标注产品名、厂名、厂址、生产日期、保质期、执行标准等，矿泉水还要标明主要成分指标、水源地、国家或省级的鉴定。

❷ 用水量小，最好选择小包装。瓶装饮用水是有保质期的，特别是开启后保质期更短，因此，应尽可能选购小包装，保质期未用完的水应煮沸后饮用。

❸ 不宜长期饮用纯净水，水不是越纯越好。事实上，长期饮用纯净水会导致身体内微量元素营养失调。

牙好胃好身体好

　　人的一生中要长两次牙齿。出生时，孩子口腔内是没有牙齿的，通常大多数孩子4～10月时开始萌出乳牙，约2岁半出齐20只乳牙。6岁开始乳牙依次脱落，恒牙萌出，恒牙28～32只（智齿因人而异，数目0～4只），12～13岁长齐28只。

　　牙齿的主要功能是咀嚼食物，我们每天吃的各种食物都要靠牙齿捣碎、研磨后才能咽下。牙齿不好，胃肠道的消化负担会很重，身体需要的营养吸收将受影响，所以俗话才说："牙好，胃口好，身体倍棒"。此外牙齿还影响着一个人的面部容貌和发音，因此家长一定要重视孩子的牙齿护理。

孩子长牙
时间和顺序

 6个月　 7个月　 12个月　 16个月　 20个月

孩子长牙时可能的表现

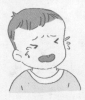

1 爱哭闹，睡不安稳，出牙时的不适感会使孩子情绪烦躁不安。

2 孩子会更容易流口水。

3 啃、嚼或咬东西。

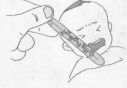

4 孩子体温比平时稍稍升高。

5 牙龈肿胀。

6 脸颊和屁股比平时更容易出现湿疹或尿布疹。

长牙时的护理

1 供给适量的营养物质。

出牙期的孩子每天需要600～800毫克的钙，维生素A、D和磷能促进牙的生长发育，氟有助于防龋齿，所以要有坚固的乳牙，必须供给孩子适当的营养。

2 保持孩子口腔清洁。

孩子口腔清洁方法：

◆ 每天晚上或吃奶后，给孩子喂些温开水，能冲洗口腔内的食物残渣，去除龋齿诱因。

◆ 少吃甜食，不让孩子含着奶或食品入睡，能减少龋齿。

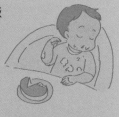

◆ 两岁以下孩子的小乳牙和齿龈可家长用手指、牙刷擦洗按摩。两岁以上的孩子应坚持每天早晚刷牙。

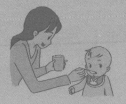

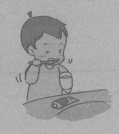

3 注意孩子的日常卫生。

孩子咬的物品要经常清洗，并时常清洁孩子小手。

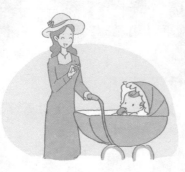

4 让孩子多晒太阳。

经常带孩子到户外活动，晒晒太阳，既提升孩子免疫力，又促进钙的吸收。

5 纠正孩子不良习惯

孩子咬手指、舔舌、偏侧咀嚼、吸空奶嘴等习惯要纠正，以免牙齿长得参差不齐。

6 给予适当的"磨牙器"

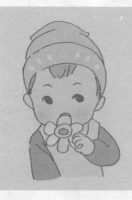

长牙时期孩子会喜欢咬硬的东西，可以给他些有硬度的食物：胡萝卜、苹果或饼干，或让孩子用硅胶制成的牙齿训练器，但要小心别让孩子咬太多被噎到。

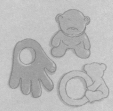

长牙时的饮食禁忌

◆ **四环素类药物。**此可导致牙齿发黄发黑，形成四环素牙。

◆ **含氟量过多的水。**水中含氟量 0.5 ~ 1 ppm 内能起到防龋作用，超量会造成氟釉牙。

◆ **孩子吃的过于精细。**孩子吃精细柔软的食物，会使牙床肌肉得不到锻炼的机会，从而影响孩子颌骨的发育。

◆ 避开让孩子牙齿黑黄的三类食物：

❶ 含糖量高的食物，如糖果、蛋糕等。这些食物容易黏着在牙齿的表面和缝隙中，发酵产酸腐蚀牙釉质，使牙菌斑更易在牙齿表面聚集，牙齿发黄发黑。

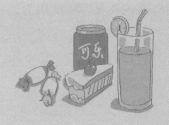

❷ 带色素的食物或饮料，如浓茶、酱油、巧克力、果汁饮料等。这类食物中的色素残留在牙齿表面，久而久之，形成色素沉积。

❸ 碳酸饮料，长期饮用这类饮料容易腐蚀牙齿，使牙齿表面变得粗糙，使得牙齿发黄发黑，严重的甚至导致蛀牙。

两大错误观念影响孩子牙齿健康

● 孩子没长牙时不用做口腔护理。

　　虽然孩子的牙还未萌出，但从一开始就应注意清洁孩子口腔，这对孩子将来养成良好的护齿习惯至关重要。

● 乳牙早晚要换掉，坏了不要紧。

　　孩子的乳牙要使用 4 ~ 10 年，期间孩子快速生长发育，需要摄取大量营养。如果乳牙被损害，就会影响孩子营养摄取。另外，乳牙被破坏，孩子 3 岁恒牙萌出时就失去了引导，会使恒牙长出后，发生牙列紊乱及牙齿错位。

避开让孩子牙齿畸形5件事

1 乳牙问题，会导致恒牙不齐。

若孩子乳牙患病未及时治疗，或因外伤而脱落，两旁的牙齿就会向空隙移位，使空隙变小，以后从空隙长出来的恒牙，因为没足够的空间生长而参差不齐。

2 拿奶瓶姿势不对导致牙齿畸形。

人工喂养的孩子，拿奶瓶的姿势不对，会使孩子的口唇部承担奶瓶的重量，吸吮用力，导致下颌部提前发育，令孩子出现"地包天"的反颌畸形。所以，用奶瓶时，妈妈要自己扶住奶瓶，尽量不让孩子自己拿。另外，还不能让孩子平躺着喝奶。

3 人工喂养容易造成牙齿畸形。

国内一项对507名7岁以下儿童喂养方式与牙颌畸形的长期跟踪比较结果显示，人工喂养和混合喂养的孩子牙颌畸形率大概是母乳喂养孩子的2～3倍。这是因为吃母乳的孩子，吮吸时上下颌能够均匀用力，有助于上下颌平衡发育。而人工喂养或经常使用安抚奶嘴的孩子，安抚奶嘴和奶瓶，易使上下颌骨和牙齿向外突出发育，也更容易出现"龅牙"和"地包天"的牙颌畸形。

4 张口呼吸，影响牙齿生长。

若孩子患有扁桃体肥大或鼻腔有病而使鼻呼吸不畅，改用口呼吸，就会影响牙齿的生长。

5 不良口腔习惯，有损牙齿发育。

　　据统计，孩子的不良口腔习惯约占牙颌畸形病因的 21.62%。影响孩子牙齿发育的不良习惯包括：

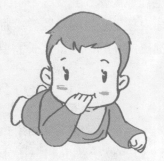

　　◆ **吮指习惯**。这一习惯发生率较高，可影响牙颌的生长发育，造成前牙开颌、牙弓狭窄、硬腭高拱、上颌前突、门牙唇倾等情况。

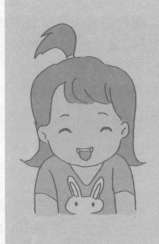

　　◆ **吐舌、舔舌习惯**。这同样会造成孩子上下牙不能咬合及下颌前突。

　　◆ **咬唇习惯**。咬上唇习惯，这会造成下颌前凸的"地包天"；咬下唇习惯，这会出现上面的门牙向唇侧倾斜，牙缝过大，下前牙拥挤，同时面部表现为上前牙前凸、开唇露齿等情况。

　　◆ **偏侧咀嚼习惯**。严重的偏侧咀嚼习惯可造成颜面偏斜、颌下倾斜等症状。

Tip：孩子平时多吃些粗纤维的食物有好处，可训练孩子的咀嚼能力，摩擦牙齿、牙根，有利于牙齿自洁，并可促进面部神经的发育及牙齿的萌出。

孩子换牙护理

换牙，是每个孩子必定经历的一个过程。随着年龄的增长，小小的乳牙不再适应长大的颌骨和日益增强的咀嚼力，所以从 6 岁左右起孩子乳牙陆续发生生理性脱落，到 12 岁前后全部为恒牙所代替。恒牙会伴随孩子一生，因此换牙对孩子一生的口腔健康都非常关键。为了孩子顺利地度过换牙期，长出一口健康漂亮的牙齿，家长需要注意孩子的换牙护理。

◆ 注意避免孩子牙齿损伤。孩子新生的恒牙牙根尚未完全形成，牙髓腔和根尖孔均很大，根尖部牙骨质很薄，所以有些家长会发现孩子新生的恒牙是松动的。牙根此时若受到外伤及感染，根尖孔就不能再闭合，治疗起来十分麻烦。

◆ 乳恒牙交替未完成前，不必急于矫治牙齿。牙齿排列有自行调整的可能，即使需要矫正，也应在乳恒牙交替完成以后进行。通常在 13 ～ 15 岁，此时恒牙萌出达到了一定高度，各种矫治器的制作和佩戴才能准确和有效。

◆ 应密切观察孩子的牙齿发育情况。乳牙与恒牙的"交班工作"有一定的顺序，若乳牙过早脱落，恒牙迟迟长不出来，往往会造成两侧邻牙向缺牙空隙倾斜，使恒牙因间隙不够而长歪。而如乳牙未脱，恒牙就萌出，也会使恒牙因空间不够而长歪。这时应带孩子去医院检查处理。

◆ 注意口腔卫生。换牙期应让孩子少吃甜食，如吃了甜食应立即认真漱口或刷牙。同时不能因为要换牙就忽视乳牙的龋齿，换牙前如果不治疗坏牙，将影响新牙的外形和排列。

◆ 多吃"硬物"而非细软。换牙期宜让孩子常啃啃水果等"硬物"，多咀嚼，既利于恒牙萌出，也有利于颌面部发育。

◆ 纠正孩子舔牙的习惯。换牙时孩子常习惯用舌舔松动的牙，这不仅会影响恒牙的正常萌出，也可能打乱咬合关系，导致恒牙排列不整齐。

◆ "虎牙"不可拔除。所谓"虎牙"是尖牙萌出时前牙区牙槽骨的地盘被其他牙齿占满了，只能偏唇侧长出。有的家长嫌此牙难看，要求医生拔除，这是错误的。尖牙是全口牙中牙根最长、最粗壮的一颗牙齿，它撕裂食物的作用是其他牙齿不能替代的，倘若丧失，往往造成孩子无法"啃甘蔗"、"吃排骨"，也影响咀嚼能力。若需矫正，医生也是通过拔除第一或第二双尖牙达到矫治的目的。

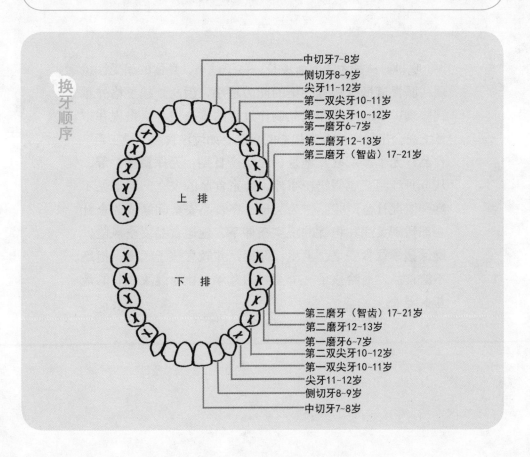

换牙顺序

中切牙7~8岁
侧切牙8~9岁
尖牙11~12岁
第一双尖牙10~11岁
第二双尖牙10~12岁
第一磨牙6~7岁
第二磨牙12~13岁
第三磨牙（智齿）17~21岁

上排

下排

第三磨牙（智齿）17~21岁
第二磨牙12~13岁
第一磨牙6~7岁
第二双尖牙10~12岁
第一双尖牙10~11岁
尖牙11~12岁
侧切牙8~9岁
中切牙7~8岁

病从口入，食品安全保平安

　　吃得好孩子才能健康成长。孩子越小，身体的耐受性越弱，肠胃道抵抗病毒感染的能力越小，因此，越要格外重视膳食中食品品质和食品制作过程的安全卫生。但现在市场上总会出现一些令人担心的食品，如垃圾食品、"三无"食品（无生产厂家及地址；无生产日期；无保质期）等。从苏丹红到三鹿假奶粉事件，儿童食品的安全问题屡见不鲜，情况日益严峻。作为父母，在食品安全问题成为全社会都特别关注和担忧的现实条件下，规避食品安全风险，确保孩子饮食安全、卫生、健康，并教育孩子远离、拒绝不洁食品，是给孩子一个美好的童年，让他健康成长的最基本要求。

重视食品安全从自制食物开始

◆ 尽量为孩子自制食品，自制食品制作方法自己掌握，配料新鲜，安全性自然能有保障。

◆ 能在家吃就别在外面吃，外面的食品可能加有对身体无益的食品添加剂。

◆ 多吃当地应季食品，不吃或少吃反季食品。顺应自然，应季的食品对身体最好，另外，一方水土养一方人，当地的食物最适合当地的人。

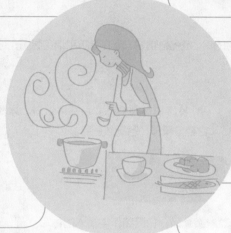

◆ 多给孩子吃天然食品，少吃过度加工食品，避免食品安全隐患。

◆ 拒绝垃圾食品。

垃圾食品危害大

◆ 油炸食品。以美式快餐为代表，热量高，孩子经常吃，易肥胖；油炸过程会产生大量的致癌物质并影响心血管健康。

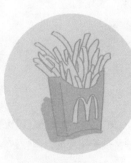

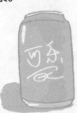

◆ 可乐、汽水。含磷酸、碳酸，会抑制钙的吸收；过量糖分会使人发胖。

◆ 罐头类食品。维生素等营养素损失严重。其中的高糖分，会导致血糖升高，还会使人发胖。

◆ **方便面**。盐分高，含反式脂肪酸、防腐剂、香精，增加肝肾负担。

◆ **腌制食品**。腌制过程中可产生大量的致癌物质亚硝胺，会增加患恶性肿瘤的风险。

◆ **膨化小食品**。含有的铝、氢化植物油、反式脂肪和饱和脂肪，对身体健康十分不利。

◆ **冷冻甜品类食品**。包括冰淇淋、冰棒和各种雪糕，含糖分较多，容易致肥胖。

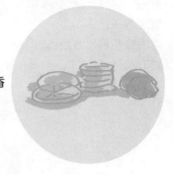

◆ **果脯、话梅和蜜饯类食品**。它们制作中加入的香精等添加剂和较高盐分可能损害肝脏。

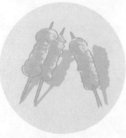

◆ **烧烤类食品**。含有强致癌物质三苯四丙吡。

◆ **加工的肉类食品**。以火腿肠为代表，这类食品大多为高钠食品，并添加防腐剂、增色剂和保色剂，有导致癌症的潜在风险。

Tip：

　　铝的过量摄入将会对中枢神经系统有影响，引起婴幼儿的神经发育受损，导致智力发育障碍。而由于食用膨化食品，我国四成儿童铝摄入量超标。

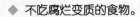 **食以洁为本，饮食卫生 9 措施**

◆ 不吃腐烂变质的食物。

◆ 购买包装食品时，要注意查看生产日期、保质期和生产单位；不要购买食用超过保质期的食品；不购食无卫生许可证和营业执照的小店或路边摊点上的食品；难以判断保质期的散装食品最好不要购买。

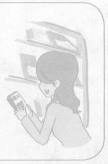

◆ 家禽、肉类和牛奶等食物彻底煮熟再食用。

◆ 不用有色塑料袋装食品，因有色塑料袋是用回收塑料制造的，杂质较多。

◆ 吃不完的剩食，应保存在 8℃ 以下的低温条件下，存放过的熟食必须重新加热（70℃）才可食用。

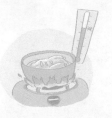

◆ 烹饪用具、餐具和清洁食具、厨房用具的抹布要经常清洁消毒。

◆ 制作、储存食物要生熟食分开，处理鱼、肉、家禽等生食后，必须再洗手后才能处理其他食品。

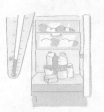

生、熟食品
应该分开切

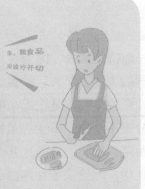

◆ 饮食安全除与食物有关，也与卫生习惯有关，所以要培养孩子养成良好的卫生习惯，如饭前便后洗手，讲卫生，不捡地上的东西吃，等等。

◆ 不吃明知添加了防腐剂或色素而又不能肯定其添加量是否符合食品卫生安全标准的食品。

选购食用水果5建议

① 尽量购买当令水果，因不合时令的水果往往喷洒大量药剂催熟。

② 外观完美鲜亮的水果，残留药剂可能更多，不要刻意挑选。

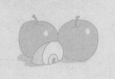

③ 进口或长期储存的水果，往往需药剂来保鲜，宜减少购买。

④ 表皮光滑的水果比外表不平或有细毛者农药残留较少。

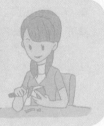

⑤ 水果食用前应清水冲洗，最好削皮后食用。

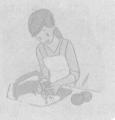

Tip：不能用水果代替蔬菜

有些父母发现孩子不爱吃蔬菜，就用水果代替蔬菜让孩子食用，这样做并不合适，蔬菜中特别是叶状蔬菜中所含的纤维素和维生素往往高于水果，对人体十分有益。

"粗茶淡饭、蔬菜常伴"，饮食预防性早熟

生活中不时听说有孩子性早熟，家长都特别紧张，因为性早熟的危害不仅是使孩子长不高，更会使孩子生理上比同龄人要"早衰"。虽然出现性早熟情况的原因不同，但临床观察发现，很多儿童性早熟都是吃出来的，不合理的饮食方式往往导致孩子体内激素增加，内分泌不平衡。不少患上性早熟的孩子，饮食多以荤菜为主，孩子平时甚至不吃蔬菜。因此，要防止儿童性早熟，就要少给孩子吃或者不吃性激素含量较高的食物，即使孩子身体虚弱，也不能盲目进补，最好是"粗茶淡饭、蔬菜常伴"，让孩子遵循清淡的饮食习惯。

容易引发性早熟食物

◆ 补品。如冬虫夏草、人参、桂圆干、荔枝干、黄芪、沙参、含有激素成分的儿童口服液等。

补品

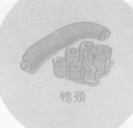

鸭颈

◆ 早熟动物、禽肉，特别是禽颈。禽肉中"促熟剂"残余主要集中在家禽头颈部分的腺体中，如鸭颈、鹅颈等。

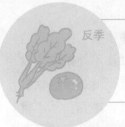

反季

◆ 反季节的蔬菜和水果。它们几乎都是在"促生长剂"的帮助下才反季或提早成熟的，应避免给 10 岁以下的儿童食用。

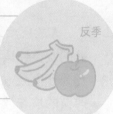

反季

◆ 油炸类食品。炸鸡、薯条和薯片等油炸食品含高热量，会在儿童体内转变为多余的脂肪，引发内分泌紊乱，导致性早熟。

蜂王浆

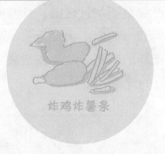

炸鸡炸薯条

◆ 雌激素高的食物。如动物初乳、蚕蛹、蜂王浆。

"食育"，送给孩子最好的健康礼物

　　人的饮食习惯往往是在儿童时期发展和形成，并伴随一生，对营养的重要性认识不够、营养意识差、缺乏营养知识以及不健康的饮食行为和生活方式是引发健康问题的重要原因。"食育"就是良好饮食习惯的培养教育，包括培养孩子形成良好的饮食习惯；培养孩子不挑食、不偏食，喜欢吃各种食品；鼓励孩子自己吃，并养成良好的进食礼仪等。0～6岁是饮食习惯形成的关键期。6岁以后，饮食习惯和饮食好恶基本形成，很难改变。所以食育越早越好，通过食育孩子从幼儿阶段就能得到食品健康相关知识的教育，并最终形成有益一生的健康饮食行为和生活方式。早在20世纪50年代，日本就在小学开展了有规模的食育工作；2005年还出台了《食育基本法》，通过几十年的努力，日本青少年的身体健康指标已经全面超过我国。日常生活中，也可看到凡是饮食习惯不好，存在挑食、偏食、饮食无节制等问题的孩子，大多身体较弱、多病，或者肥胖。因此，从小开始就对孩子进行"食育"，是我们送给孩子的最好的健康礼物。

饮食好习惯影响一生的健康

科学家曾对很多出生不久的婴儿进行了长达14年的跟踪研究，结果发现婴幼儿时期形成的饮食习惯，在他们14岁时就达到了"定型"的状态，以后很难再改变。原因是小时候接触的食物会在大脑皮层食物中枢中形成兴奋优势，这也可解释为什么在北方长大的人多数爱吃面食，而南方长大的人多数爱吃米饭。婴幼儿时期形成的健康饮食习惯，不但是孩子营养均衡、身体健康、精神愉快、身心正常发育的保证，还将对孩子成年后的健康起到至关重要的影响，让其受益一生。

孩子的饮食好习惯

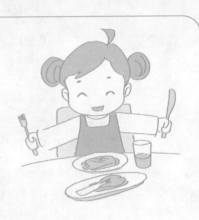

① 进食规律，定点、定时、定量。

② 用餐时心情愉快，气氛轻松。

③ 孩子自己进餐，精力集中不边玩边吃或边看电视，不要家长追着喂饭。

④ 饭前不吃零食以免影响食欲。

⑤ 不挑食，不偏食，多吃蔬菜水果，少吃糖食、零食。

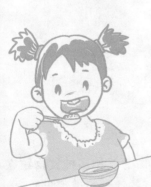

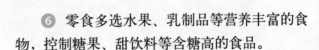
⑥ 零食多选水果、乳制品等营养丰富的食物，控制糖果、甜饮料等含糖高的食品。

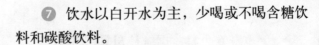
⑦ 饮水以白开水为主，少喝或不喝含糖饮料和碳酸饮料。

⑧ 有良好的餐桌礼仪。

⑨ 了解自己的饭量，小量多次取用，不剩食物，理性进餐，避免暴饮暴食。

⑩ 会与人分享食物，接受他人食物会表示感谢。

使孩子变迟钝的不良饮食习惯

❶ **进食过饱。**长期饮食过饱会使身体内的血液长时间大量集中在胃肠道，令脑部缺氧，出现记忆力、智力减退。

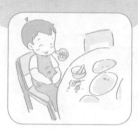

❷ **不吃早餐。**早饭不吃会使大脑得不到正常的血糖供给，营养供应不足，长此以往妨碍大脑发育。

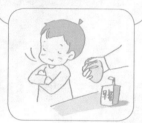

❸ **过量甜食。**甜食会损害胃口，降低食欲，减少孩子脑部发育必需的高蛋白和多种维生素的摄入。

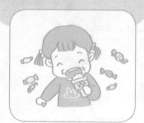

Tip：餐前情绪影响孩子良好饮食习惯的建立。

据调查资料显示，现代生活中的儿童厌食、偏食、拒食，近一半是由餐前情绪不良所引起的。良好的餐前情绪能增加孩子食欲。创造安静、温馨的进餐场所，不在用餐时责备孩子，不强迫孩子进食，有助于孩子建立良好的饮食习惯。

抓住饮食习惯形成关键期

❶ **0～6个月：**据统计母乳喂养的孩子断奶后，更愿意尝试不同食物，所以最好母乳喂养。

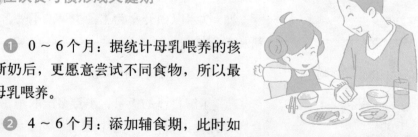

❷ **4～6个月：**添加辅食期，此时如果添加的辅食品种丰富多样，能让孩子大脑的食物中枢和多种食物建立起联系，并喜欢上食物，对防止孩子偏食、形成好的饮食习惯很重要。

❸ 7～8个月孩子学习自己进餐的黄金时间。这时期，孩子总是想自己动手拿餐具，应积极训练孩子自主进餐。

> 可以给孩子准备一套专属的餐具，让孩子自己拿勺子，家长在旁边辅助。即便勺子掉了，或者孩子把饭菜弄得到处都是，家长也不要责怪孩子，以免打消孩子的积极性。家长应在旁边给予鼓励。逐渐地，孩子会熟练起来，可以自己独立进餐了。

❹ 1岁～3岁半，此期间，父母迁就纵容易使孩子形成挑食、偏食、把零食当饭吃等不良饮食习惯。

Tip：帮助孩子尽快学会用筷子进餐

正确使用筷子进餐需要手、眼和大脑的协调配合，学用筷子是一项提高孩子认知能力的活动。孩子使用筷子进餐，能使手指活动灵巧、精确、有力，能给孩子手指握笔写字、绘画打下良好的基础。

孩子饮食习惯受父母影响

饮食习惯会遗传。美国费城的医学科研人员一系列的测试与研究表明，母亲在怀孕及哺乳期间进食的食物和孩子饮食上的喜好有异常密切的关联，孩子会习惯喜欢妈妈在怀孕和哺乳期间的口味，如果妈妈在这两个时期中吃的食物品种越丰富，孩子挑食的可能就越小。而科学家对双胞胎的饮食习惯分析后得出的结论也证实，口味偏好存在遗传影响。此外父母是孩子的第一任教师，父母的一言一行都对孩子有潜在的影响。所以父母尽量不要在孩子面前批评食物，尽管自己不喜欢。

纠正孩子偏食、挑食

食品是最好的补品，人体所需的各种营养素，都能够从食物中获得，只有不偏食、不挑食的孩子，才能营养均衡，正常生长发育。所以千万别让孩子养成偏食、挑食的习惯，万一孩子偏食、挑食，也要积极耐心地慢慢改善不好的饮食习惯。

4 招预防孩子偏食、挑食

1 营造良好的就餐环境

不在就餐时批评、训斥孩子；即使孩子不喜欢吃时，也不要责骂。保持安静愉快的环境，避免分散孩子的注意力而影响食欲。

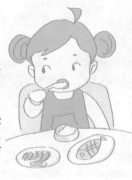

2 避免暗示

父母平时不应在孩子面前谈论"这个爱吃、那个不爱吃"，以免孩子产生不良的印象，而养成挑食的坏习惯。

3 不要迁就孩子

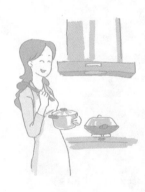

就餐时孩子拒吃某种食物，家长不应责骂，也不应迁就。家长做饭，力求做什么，就让孩子吃什么。一般2岁以上的儿童，除了刺激性强的辛辣食物外都可以吃。

4 注重食物烹调方式

孩子消化器官发育不够成熟，孩子不宜也不喜欢吃油腻或过硬的食物。烹制时可将肉切成丝或剁成末，粗纤维蔬菜可切细、碎。食物单调会引起孩子厌食挑食，多样化的烹饪方法能刺激孩子的食欲。如鸡蛋做成煎鸡蛋、蒸蛋羹、荷包蛋、鸡蛋汤等。

6 大招数，纠正孩子偏食

1.不一次给孩子太多的食物种类。

孩子的胃口不大，一次给他的食物种类太多，他只吃喜欢的就吃饱了，根本没有机会吃他不喜欢或他未尝试的。

2.巧妙加工。

对孩子不爱吃的食物，可在烹调方法上下工夫，如注意颜色搭配、适当调味或改变形状等。如不爱吃胡萝卜，可切碎胡萝卜做成粥；不爱吃肉可制成肉饼、肉包、饺子等。

3. 巧妙利用孩子的好奇心。

家长可以在孩子面前津津有味地吃着孩子不喜欢吃的菜肴，并赞不绝口，常说"真好吃啊"之类的话，几次之后，孩子就会对该食物多了一份好奇心，同时为了加入爸爸妈妈的聊天中，开始吃他原来不爱吃的食物了。

4. 不强迫也不放弃。

孩子偏食时，强行纠正效果不好，可过段时间再尝试纠正。千万别因孩子不爱吃某种食物就不再给他做。让孩子接受新食物时要有耐心，孩子不喜欢吃的食物，变换花样让孩子尝试，坚持下去，孩子就可能接受了。

5. 创造进食契机。

增加孩子的体能消耗，让孩子感到饿再吃。另外，不在饭前给孩子吃太多零食。

6. 及时鼓励。

孩子对不爱吃的食物能吃一点了，爸爸妈妈就应及时予以鼓励，这样孩子会得到满足感，从而会更加爱吃。

若要小儿安三分饥与寒

"要想小儿安，三分饥与寒"是元代著名儿科医学家曾世荣在《活幼心书》中的话，意思是说要确保小儿平安健康，就不能给孩子吃得太饱、穿得太暖。孩子消化系统还不成熟，消化能力弱，吃太饱胃肠负担过重，不利身体健康。穿得过暖，孩子容易出汗，出汗后容易受凉。再者，穿得过多过厚，孩子运动也容易受到限制。

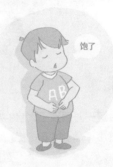
饱了

孩子吃太饱不利健康

❶ 长期吃太饱会阻止饥饿状态下生长激素的分泌，影响孩子长高。

❷ 孩子消化不良引起过食性腹泻。

❸ 孩子积食便秘。

❹ 长期吃得太饱会影响孩子大脑发育。

营养按需补，吃对才营养

孩子的生长发育是个动态的过程，不同年龄，生长发育的特点不一样，相应的营养需求也不同。饮食结构不合理，不但影响孩子身体正常发育，还会影响日后的智能发育。"五谷为养，五果为助，五畜为益，五菜为充，气味合而服之，以补益精气"。每种食物都有不同的营养特点，健康的饮食方法应该合理搭配食物品种，确保每日营养均衡。"充足"和"均衡"是衡量孩子是否合理营养的两个关键。

1 新生儿期（0～1个月）

婴儿刚出生时，消化能力和身体抵抗力都很弱。母乳营养丰富，含有婴儿生长发育所需的各种营养和免疫物质，碳水化合物、脂肪和蛋白等营养物质比例合适、容易消化吸收，是孩子最佳的营养来源。

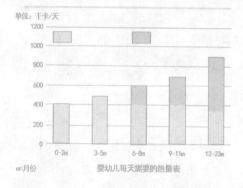

婴幼儿每天需要的热量表

2 婴儿期（1～12个月）

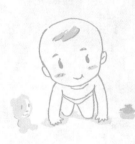

孩子生长发育非常快，体重增长可达出生时的2～3倍。0～4个月时孩子的胃肠功能仍然还很柔弱，因此孩子的免疫力、智力发育、牙齿及骨骼发育需要的大量营养素，如维生素A、B、C、D等，还继续依赖母乳喂养来满足。4个月后随孩子消化能力的提高，孩子生长发育需要的营养素，必须通过逐渐添加辅食物，如营养米粉、菜泥、米泥、蛋、瘦肉、豆浆、饼干等来满足。

3 幼儿期（1～3岁）

这一时期孩子大脑的发育速度超过体格发育速度，需要大量的优质蛋白质和足够的脂肪及脂肪酸，而且此时孩子的活动量比1岁以前增加了，所以身体对热量的需要也大大增加。同时孩子的牙虽已逐渐出齐，但咀嚼功能仍差，因而丰富多样但烹饪得细、软、烂、碎的食物更适宜孩子。

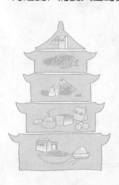

4 学龄前（3～6岁）

此时孩子的骨骼快速发育，通过食物给孩子补充钙、铁、锌、碘、铜、磷等微量元素很重要。而蛋白质脂肪是构成组织、细胞的主要成分，是孩子的生长发育重要物质基础，因此，孩子的饮食中也不能缺少蛋白质、脂肪。另外，这个阶段孩子户外活动增多，维生素有助于提高孩子抵抗力。

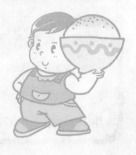

健康孩子饮食之道

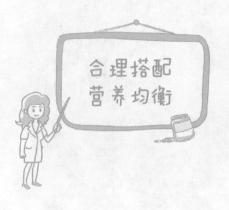

合理搭配
营养均衡

营养学家的提醒

◆ 没有一种食物能提供我们身体所需的全部营养物质。

◆ 没有不好的食物，只有不好的膳食。

◆ 营养素摄入过多和摄入不足的危害性一样大。

◆ 营养摄取通过食物最好，孩子补充营养品需谨慎，应听从医生建议。

营养标准执行 3 注意

很多营养标准给出的都是参考摄入量，比如热量 6880 千卡，蛋白质 55 克，维生素 A600 微克等等。数据很清楚，但对于大多数父母来说，要将这些营养素参考值转化为孩子每天吃的食物是非常困难的。其实没有必要那么教条，只要注意下面几点：

❶ 每天摄入量至少达到标准的 90%。标准中的营养素量是有益身体健康的推荐量，即使一天中的营养素摄入只能达到标准的 90%，也不会有太大影响，因为身体有储备能力。

❷ 热能是身体物质活动的基础，热能最好每天能达到要求。

❸ 不同食物有它的特殊营养素，以钙为例，在不同食物中的差异很大， 100 克大米只含 24 毫克钙，鸡肝每 100 克只含 4 毫克，而 100 毫升鲜牛奶即可补充 100 毫克钙。没有一种食物能包含人体所需的全部营养素，所以每天调整食物品种很必要。

如何判断孩子营养状况

判断孩子营养是否充足，养育方法是否合适，最简便易行的方法，就是在家定期对孩子的身高、体重等生长发育指标进行测量。只要孩子的生长发育指标符合正常范围值，家长就不必太担心。

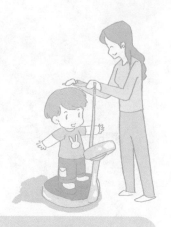

Tip：

1. 孩子的生长有其个体特点，生长速度有快有慢，只要孩子的生长发育在正常范围值内，就不必担心孩子的营养。

2. 孩子年龄越小，测量的间隔时间应越短，出生后前 6 个月最好每半月测量一次，病后恢复期也要增加测量次数。

细解食物中的营养

食物对人体的影响是非常巨大的，孩子从婴儿成长发育到成人，身体里面的每一个细胞、每一种组织以至每一个器官，都是靠食物中的各种营养成分，经过肠胃消化后，慢慢地转化而成的。营养的好坏及各种疾病的产生，都与食物摄取有着密切的关系。

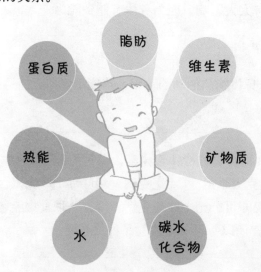

脂肪 维生素 蛋白质 矿物质 热能 水 碳水化合物

● 七大营养素打造健康的孩子

孩子的健康与饮食营养的关系非常密切，合理营养是健康的基石。0～6岁的孩子正处在生长发育的关键时期，对各种营养素的需要量相对高于成人，科学合理的营养不仅有益于他们的生长发育，也是孩子未来成年后健康身体的基础。

❶ 矿物质（微量元素）：也是构成人体组织、维持正常的生理功能和生化代谢等生命活动的主要元素，比如牙齿健康和骨骼强壮不可缺少钙质；缺铁的孩子会患贫血；钾维持身体酸碱平衡，参与能量代谢以及维持神经肌肉的正常功能。

❷ 热能：维持人体基础代谢、生长发育、活动等各种生理功能的重要因素，由食物中的产热营养素：蛋白质、脂肪和碳水化合物在体内氧化产生。蛋白质每克产生 17 千焦（4 千卡）热能，脂肪每克产热 38 千焦（9 千卡），碳水化合物每克产热 17 千焦（4 千卡）。

❸ 蛋白质：由多种氨基酸组成，是构成细胞组织的主要成分，孩子新陈代谢旺盛，生长快速，每千克体重需蛋白质 1.8～2.4 克，才能满足建造新生组织与组织量的需求。

❹ 维生素：对维持人体正常生理功能有极其重要的作用，大部分维生素不能在体内合成或合成量不足，必须依靠食物来提供。

❺ 水：人体的主要成分，水影响其他营养素的代谢。

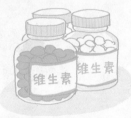

维生素 A
帮助孩子视力发育

维生素 B 群
有助于神经的生长

维生素 C
增强孩子骨骼和结缔组织的形成

维生素 D
帮助孩子骨骼和牙齿发育

维生素 E
促进新陈代谢，维持正常循环功能

⑥ 脂肪：富含热量，主要给身体提供热能，能帮助脂溶性维生素吸收和构成人体各脏器、组织的细胞膜。除了提供身体需要的热量外，脂肪最重要的是提供对孩子大脑和视网膜的发育起重要作用的必需的脂肪酸。

⑦ 碳水化合物：提供脑部和肌肉的能量，参与帮助脂肪完成氧化，防止蛋白质损失。神经组织只能依靠碳水化合物提供能量，碳水化合物对维持神经系统的功能活动有特殊作用。

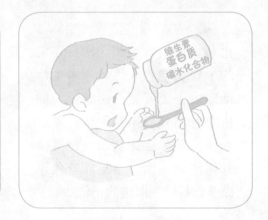

含维生素食物

富含维生素 A 的食物：	鱼肝油、动物肝脏、奶类、蛋类、菠菜、辣椒、胡萝卜、苋菜、甘薯、橘、杏、柿、芹菜、小白菜、韭菜等
富含维生素B1（硫胺素）的食物:	米糠、麦麸、蔬菜、酵母、动物内脏、瘦肉、蛋类等
富含维生素B2（核黄素）的食物:	动物肝、肾、心以及蛋黄、鳝鱼、螃蟹、干豆类、花生、绿叶蔬菜、小米、面粉等
富含维生素 B6（吡哆醇类）的食物:	谷类、豆类、蛋黄、肉、鱼、乳、酵母
富含维生素 C（抗坏血酸）的食物:	酸枣、山楂、柑橘、柚、草莓、辣椒、油菜、卷心菜、蒜苗、菜花、西红柿等
富含维生素 D 的食物	鱼肝油、蛋黄、牛奶、肝
富含维生素 E 的食物	各种绿叶蔬菜、植物油、谷类

食物中的蛋白质含量

每 100 克食物中蛋白质的含量（g）			
燕麦 15.6	猪肝 21.3	核桃 15.4	鸡肝 18.2
莲子 16.6	豆腐皮 50.5	牛肉（瘦）20.3	鸭肉 16.5
黄豆 36.3	猪肾 15.5	羊肉（瘦）17.3	海参（干）76.5
蚕豆 28.2	猪皮 26.4	鲢鱼 17.0	鸡蛋 14.7
猪肉（瘦）16.7	花生 26.2	兔肉 21.2	龙虾 16.4
猪心 19.1	猪血 18.9	鸡肉 23.3	

　　食物中以豆类、花生、肉类、乳类、蛋类、鱼虾类含蛋白质较高，而谷类含量较少，蔬菜水果中更少。植物中含蛋白质最多的食物是黄豆，每 100 克含 36.3 克；含蛋白质最多的禽类是鸡肉，每 100 克含 23.3 克；人体对蛋白质的需要不仅取决于蛋白质的含量，而且还取决于蛋白质中所含必需氨基酸的种类及比例。由于动物蛋白质所含氨基酸的种类和比例较符合人体需要，所以动物性蛋白质比植物性蛋白质营养价值高。

食物中的脂肪含量

几种常用食物中的脂肪含量（g/100g）			
芝麻 61.7	葵花籽 51.1	鸡蛋黄 30.0	猪肉（肥）90.8
花生米 39.2	黄豆 18.4	鸭蛋 16.0	猪大肠 15.6
核桃肉 63.0	黄豆粉 19.2	鹅蛋 16.0	猪皮 22.7
松子仁 63.5	青豆 18.3	猪油 90.0	牛肉（肥）34.5
西瓜子 39.1	榛子 49.6	植物油 100	羊肉（瘦）13.6
南瓜子 31.8	鸡蛋 11.6	芝麻酱 52.9	黄油 82.5

常见食物碳水化合物含量表

食物名称	含量（g/100g）	食物名称	含量（g/100g）
小麦面粉（标准粉）	70.9	小麦粉（富强粉）	74.9
粳米（小站稻米）	79.2	香米	77.2
玉米面（黄）	78.4	小米	77.7
荞麦面	70.2	莜麦面	67.7
黄豆	37.3	蚕豆（煮）	10.1
马铃薯	17.8	甘薯	15.3

矿物质（微量元素）食物表

微量元素	食物
铁	蛋黄、猪肝、海带、木耳、菠菜、紫菜、芹菜、黄豆、绿豆、茄子、西红柿、甘蔗、冬瓜、苹果（苹果食品）等
铜	动物肝脏、肾、鱼、虾、蛤蜊中含量较高，果汁、红糖中也有一定含量
锌	鱼类、肉类、动物肝肾、豆类和小麦中含量较高
氟	小麦、黑麦粉、水果（水果食品）、茶叶、肉、青菜、西红柿、土豆、鲤鱼、牛肉等
硒	青鱼、沙丁鱼、肾脏、肝脏、肉类、蛋类、芝麻、麦芽、大蒜（大蒜食品）、啤酒、酵母等
碘	海带、紫菜、海鱼、海盐等中含量丰富
钴	绿色蔬菜
镁	鸡肉、香蕉、芹菜、豆制品等
锰	茶叶、咖啡、坚果、小米、扁豆、大豆、萝卜缨、大白菜
钙	奶类、豆制品、坚果类

富含锌的食物

◆ 动物性食物，如牛肉、猪肉、羊肉及肝脏、蛋类等。

◆ 海产品，如鱼、紫菜、牡蛎、蛤蜊等，特别是牡蛎，含锌最高，每100克含锌为100毫克。

◆ 豆类食物，如黄豆、绿豆、蚕豆等。

◆ 坚果类，如花生、核桃、栗子等。

◆ 水果类，如香蕉、苹果。

◆ 蔬菜类，如蘑菇、卷心菜。

高含钙食品

◆ 乳制品：牛奶、奶酪、酸奶。

◆ 海产品：小虾皮、虾米、紫菜、海虾、海带。

◆ 鱼类：银鱼、鱼松、鲫鱼。

◆ 豆制品：豆腐、豆腐干、各种豆。

◆ 蔬菜：荠菜、苜蓿、香菜、黑木耳、黄花菜、马铃薯。

◆ 肉：猪肉（瘦）、羊、牛、鸡肉。

◆ 蛋类：蛋黄。

◆ 坚果类：南瓜子、榛子仁、西瓜子、核桃仁。

常见食物铁含量表

食物名称	含量 (mg／100g)	食物名称	含量 (mg／100g)	食物名称	含量 (mg／100g)
黑木耳	185	黑豆	7.0	山楂	2.1
海带	150	蛋黄	7.0	菠菜	1.8
羊肾	111.0	南瓜子	6.7	韭菜	1.7
芝麻	50	鸡胗	6.6	干枣	1.6
紫菜	33.2	去皮蚕豆	6.2	萝卜缨	1.4
猪肝	25	豌豆	5.7	鲜蘑菇	1.3
海蜇	17.6	小米	4.7	海棠	1.3
虾皮	16.5	松子	5.2	黑枣	1.2
腐竹	15.1	鸡肝	5.0	豇豆	1.2
羊舌	14.4	荠菜	4.8	猪肉	1.4
海米	13.2	豆腐干	4.6	油菜	1.1
海参	11.4	红小豆	4.5	带鱼	1.1
黄豆	11.0	羊心	4.5	鸡肉	1.5
牛肝	9.0	面粉	4.2	瘦牛肉	0.9
青豆	8.5	金针菜	3.4	杏	0.8
芹菜茎	8.5	雪里蕻	3.4	胡萝卜	0.7
牛肾	8.4	兔肉	2.9	菜花	0.7
鸡心	8.2	鸡蛋	2.7	苦瓜	0.6
猪肝	7.9	糯米	2.6	芋头	0.6
干贝	7.3	猪舌	2.4	大白菜	0.5
冬菇	7.3	油豆腐	2.3	杏干	0.3

（引自：（美）六十一位医学博士著；傅贤波等译，家庭医疗百科。北京：中国人口出版社，1998.11）

　　孩子生长速度的差异，除了遗传因素影响外，主要取决于他们所能获得的营养。孩子在不同年龄阶段有不同的营养需求，父母多读一些营养方面的书，了解营养知识，根据孩子不同生长发育阶段的生理特点及营养素的需求，合理安排他们的饮食，使他们健康成长。

Part 2

睡好觉，
长个又长脑

睡眠对孩子身体发育和智力发展有重要意义。长期睡眠不足，会影响孩子身体发育。另有研究表明，高睡眠质量，可提高孩子从环境中学习的能力，对其智商和情商发展有重要影响。

睡眠：不能透支的健康储蓄

对孩子的健康而言，充足睡眠和营养吸收一样重要。医学研究表明，偶尔失眠会造成第二天疲倦和动作不协调，长期失眠则会带来注意力不能集中、记忆出现障碍。睡眠不足，大脑疲劳恢复受影响，神经系统平衡被打破，孩子脑细胞会受损，孩子注意力、情绪、记忆力和理解力都会受影响。孩子不能参与到周围的环境中去，大脑发育将受到影响。国外一项调查显示：儿童每天睡眠充足与否，与学习成绩的优劣呈正相关。因此，家长们千万不要忽视孩子的睡眠问题。

睡眠好坏对孩子健康影响大

影响身高

促进孩子骨骼、肌肉生长发育的生长激素，在睡着后才能产生，并在深睡一小时后逐渐进入高峰。

促进智力发育

调查显示：儿童每天睡眠充足与否，与学习成绩的优劣呈正相关。

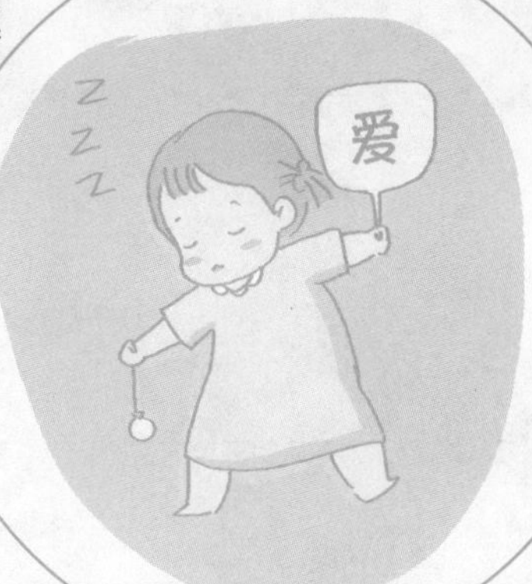

影响脾气

资料显示，睡眠不足可引起疲倦、注意力不集中、易激动不能调节控制情绪。

影响免疫力

睡眠不足孩子免疫力会下降，抗病和疾病康复能力降低，容易感冒，或诱发、加重其他疾病。

缺觉可能导致的疾病

多动症　　糖尿病

　　　　　　　　肥胖

焦虑和抑郁　免疫问题

和食物、空气、水一样，睡眠是人体的必需品，就重要性而言，仅次于心跳和呼吸。孩子各种身体器官正在发育，如果长期睡眠不足，身体内分泌和新陈代谢会受到影响，就可能导致疾病而影响健康。

睡眠的两个时相　睡眠由两个交替出现的不同时相所组成，

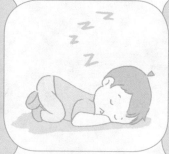

慢波睡眠

　　又称非快速眼动睡眠，主要用于恢复体力。

异相睡眠

　　又称快速眼动睡眠，此相中眼球快速运动，并经常做梦，主要用于恢复脑力。

新生儿睡眠全时组成

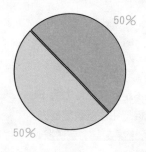

50%

50%

■ 慢波睡眠
□ 异相睡眠

不同年龄的异相睡眠占总睡眠时间百分比

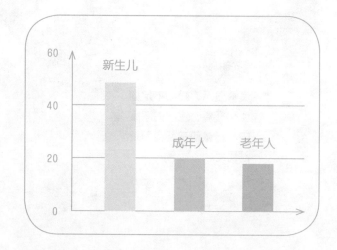

Tip:

　　1. 异相睡眠与孩子神经系统的成熟有密切关系，能促进学习记忆和精力恢复。

　　2. 慢波睡眠和孩子的生长发育直接相关，因为有利于促进生长和体力恢复的生长激素在慢波睡眠时分泌增加。

孩子该睡多少觉

　　孩子需要的睡眠量是成人的2倍。对孩子来说，睡眠不仅是大脑休息的方式，孩子越小，睡觉时身体中促进生长发育的生长激素分泌越旺盛，生长激素释放量比平时多3倍。研究还证明，睡眠对孩子中枢神经系统和免疫系统发育也有重要作用。

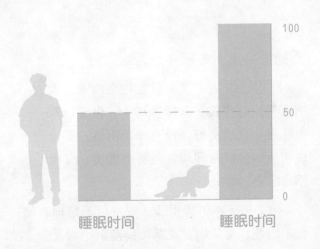

孩子年龄越小，需要的睡眠时间越长

睡眠是一种生理性保护，新生儿之所以睡眠时间长，与他们视觉、听觉神经均发育不完善，容易对外界的各种刺激产生疲劳有很大的关系。除了吃奶之外，新生儿几乎全部时间都用来睡觉，平均每天要睡 18 ～ 20 小时。不过随年龄的增长和身体的系统发育变化，孩子睡眠时间逐渐缩短。

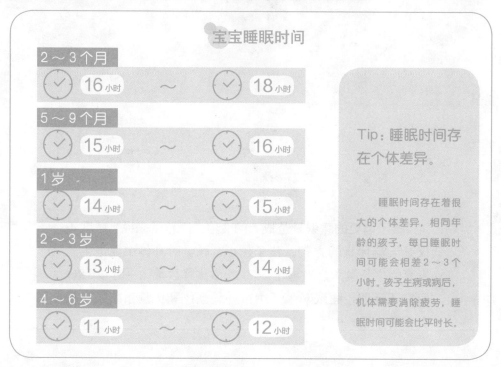

宝宝睡眠时间

2 ～ 3 个月	16 小时	～ 18 小时
5 ～ 9 个月	15 小时	～ 16 小时
1 岁	14 小时	～ 15 小时
2 ～ 3 岁	13 小时	～ 14 小时
4 ～ 6 岁	11 小时	～ 12 小时

Tip：睡眠时间存在个体差异。

睡眠时间存在着很大的个体差异，相同年龄的孩子，每日睡眠时间可能会相差 2 ～ 3 个小时。孩子生病或病后，机体需要消除疲劳，睡眠时间可能会比平时长。

通过孩子睡醒后的行为来判断孩子是否睡得好

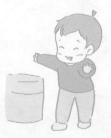

睡得好的孩子醒来后往往会向着大人咧嘴笑。有些孩子虽然睡得少，但醒后精力旺盛，食欲良好，没有一丝困倦，那也说明他的睡眠时间能满足身体需要，父母不必担心。

如果孩子不但睡得少，而且白天精神萎靡，不爱活动，情绪不耐烦，易哭闹，或是夜间睡眠中断次数 3 次以上，或长时间都不能重新入睡，就需要引起家长的重视了。

衡量孩子睡眠质量的 7 项标准

中国睡眠研究会向爸爸妈妈们推荐了 7 项标准，用于科学判断孩子是否获得了高质量的睡眠。具体如下：

① 你的孩子是否每晚能在 8 ~ 9 时前就乖乖入睡？

是　否

② 孩子晚上上床是不是 20 分钟之内就可以进入梦乡？

是　否

③ 孩子的睡眠是否能够一觉到天亮？或者最多只是偶然醒来一次？

是　否

④ 即便晚上醒来，孩子是不是能够在妈妈简单的安抚下，或自己就能够在几分钟之内重新进入梦乡？

是　否

⑤ 是不是孩子夜间从来都不会有张嘴呼吸、打鼾等特别现象？或者只是偶然会出现？

是　否

⑥ 每天早上醒来后，孩子会不会很乖地起床？

是　否

⑦ 孩子经过一整夜睡眠后，白天是不是有精神地和妈妈一起玩耍？

是　否

如果爸爸妈妈观察自己孩子后在以上这些问题上的回答都是"是"，那么就说明孩子的睡眠质量不错。如果答案，有 3 个以上"否"，就要找找孩子睡不踏实的原因了。

睡眠也要随季节调整

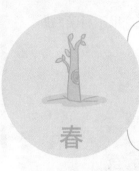

春天：晚睡早起

春季万物复苏，天地之气开始萌发，一天中阳气来得比冬天早，适当晚睡早起，到户外散步，悠然自得地舒展肢体，有利于机体内阳气的生长，故春天的睡眠宜"晚睡早起"。

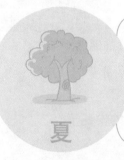

夏天：晚睡早起

夏季昼长夜短，万物处于盛极状态。夏季作息更需要"晚睡早起"。因为夏季白天是一年中最长的，所以睡眠时间可比起春季更短，与春季比，夏季可睡晚些，但早起时间不变。

秋天：早睡早起

秋季地气清肃，自然界的阳气由发散趋向收敛，人体状态从夏季时的亢奋转变为秋季时的内敛，此时睡眠宜早睡早起，顺应阳气的生长，使肺气得以舒张，利于减少呼吸道疾病。

冬天：早睡晚起

冬季动植物多进入冬眠状态，养精蓄锐，为来年生长做准备。人体也应该顺应自然界的特点适当减少活动，早睡晚起可免扰动阳气，损耗阴精，利于阳气舒展升腾。

帮孩子睡个好觉

　　孩子的睡眠质量影响着孩子的成长，很多父母对此都特别的关心。不过，大多数时候孩子睡不安稳是正常生理现象，并不是很大的问题，父母往往通过学习合理的照料孩子的方法，并注意给孩子布置一个适宜睡眠的环境就可解决，不需要太过焦虑。当然，有时孩子睡眠不佳的背后也可能隐藏着比较严重的疾病，这时就需要进行治疗了。所以孩子睡不好时，父母要结合孩子近期饮食、作息、情绪和身体变化等情况仔细观察，必要时去医院咨询医生，尽快找出背后真正的原因。

孩子睡不安稳有原因

❶ 睡前饮食安排不当。 孩子吃不够肚子饿或吃得太饱都可能影响孩子的睡眠质量。

❷ 环境不佳。 孩子睡觉的地方太嘈杂，太热、太冷或光线太强都会影响孩子的睡眠。

❸ 睡前刺激强烈。 孩子睡前听了紧张、刺激的故事或者玩得太兴奋可能导致孩子半夜惊醒或入睡困难。

❹ 夜间排尿。 孩子会因夜里排尿惊醒而影响睡眠。

❺ 午睡过多。 如果白天孩子睡得太多，晚上必然会睡不好。

❻ 缺钙。 钙和各种营养素的缺乏都可能导致孩子睡眠质量差。

❼ 精神心理因素。 孩子遭受较大的情绪波动或心理伤害，如惊吓、打骂夜里便会睡不安稳。

舒服的助眠用品

要想孩子睡得好就要给他创造一个良好的睡眠环境。

◆ 被褥清洁、舒适，薄厚适合季节的特点。

◆ 床垫应该软硬适中，不要铺得太软或太硬。

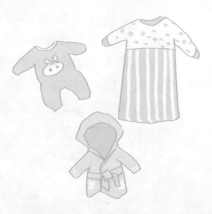

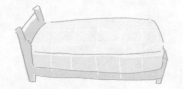

◆ 纯棉睡衣，宽松柔软长过脚面的睡袋或睡袍，厚薄适中，既可让孩子睡着后不蹬被着凉，又不会把孩子捂出汗。

◆ 枕头合适。3 个月以前的孩子脊柱是直的，自然弯曲还没有形成，可不睡枕头。3 个月后孩子可使用枕头，枕头高度以 3 ~ 4 厘米为宜，并根据孩子发育状况，逐渐调整高度，长度宜与孩子的肩部同宽。

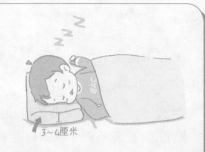

3~4厘米

灯芯草

蒲绒

荞麦皮

枕芯应柔软、轻便、透气、吸湿性好。灯芯草、蒲绒和荞麦皮都是很好的填充物。

Tip：

　　孩子新陈代谢旺盛，头部出汗较多，睡觉时容易浸湿枕头，因此，孩子的枕芯要经常在太阳底下曝晒，枕套最好选用棉织品，并常洗常换，保持清洁。

助眠环境不能少

1 卧室内保持安静，拉上窗帘，关上灯，光线不能太亮。

2 环境温度要适宜（20℃左右的环境温度是睡眠时的最佳温度）。

3 房间空气新鲜、流通，但不能有穿堂风直吹孩子。

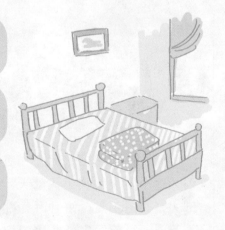

孩子睡个安稳觉，睡前不要吃太饱

　　《黄帝内经》"胃不和则卧不安"，意思是胃肠不适，就入睡难、睡不稳、易惊醒。所以孩子睡前不宜进食太饱，也不宜吃难消化的食物，以免孩子肠胃消化负担过重，夜间无法安然入睡。晚餐最好安排在临睡前两三个小时喂，如果担心孩子夜间饥饿，可在临睡前一小时喝点奶，这样可避免加重肠胃负担。

侧卧，适宜安睡的睡姿

孩子的睡姿同大人一样，有仰卧、俯卧和侧卧等几种。

从医学的角度看，侧卧时脊柱略微弯曲，全身肌肉处于最松弛的状态，最符合人体的生理需要，有益安睡。对于消化道功能还未健全、吃奶后容易回奶的孩子来说，侧睡还可减少溢奶、呕吐被呛到或呕物流入咽喉引起窒息等状况，而且右侧睡时可以避免孩子心脏受压。不过总是侧睡，容易发生脸部两侧发育不对称以及歪扁头，所以需要父母经常协助孩子变换姿势。

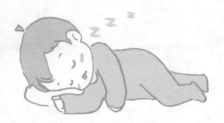

侧卧

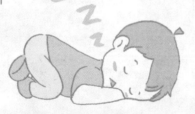

俯卧

不到 3 个月孩子不适合俯卧，因为这个阶段的孩子头部大，颈部力量相对不足，俯卧时如翻转不及时，可能发生婴儿猝死综合征。美国儿科协会的统计数据证实：从 1994 年开始推广仰卧睡眠运动后，婴儿俯卧率从 70% 下降到 20%，婴儿猝死综合征的发病比率降低了 40%。

仰卧，孩子不容易被外物遮掩口鼻而窒息，对于不能自己抬头的 3 个月内的新生儿非常适宜。但由于孩子的头颅还没有定型，仰睡时总是朝着一个方向睡，就会形成扁头，影响头型美观。

仰卧

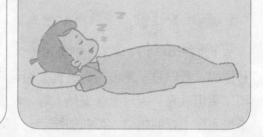

好睡眠源自睡眠好习惯

现在各大医院儿童保健门诊病例中孩子的睡眠问题显得越来越突出，绝大多数孩子的睡眠障碍与不良的睡眠习惯有密不可分的联系。睡眠习惯失调不但影响孩子的发育，还影响父母的生活质量乃至健康，更关系到孩子性格的养成。摇篮网做的 0 ~ 6 岁婴幼儿睡眠情况调查数据显示：超过 70% 的孩子无法独立睡眠，95% 以上的父母因为照顾孩子睡觉而使自身休息受到影响，其中超过 56% 的父母长期无法正常休息。因此，帮助孩子从小养成良好的睡觉习惯不但是孩子健康成长的需要，也是父母健康的需要，而且良好的睡眠习惯，还是孩子好睡眠不可缺少的保证。

睡眠好习惯

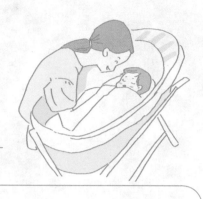

● 按时睡

　　制定规律的作息时间，每天在同一时间上床和起床，是养成良好睡眠习惯的基础。

● 早睡

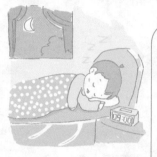

　　一般22时至凌晨1时是生长激素分泌的时间，而生长激素分泌高峰是深睡一小时后。对正在长身体的孩子来说，最迟不能超过21时睡觉，一般20时前最为适宜，这样才不会错过生长激素的分泌高峰期，影响身体发育和长高。

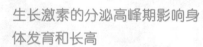

生长激素的分泌高峰期影响身体发育和长高

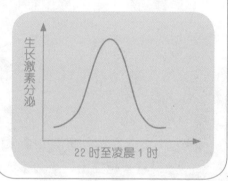

生长激素分泌

22时至凌晨1时

● 自动入睡

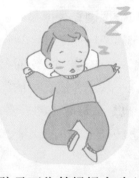

　　培养孩子不依赖妈妈自动入睡的习惯，不仅是让孩子有个好睡眠的需要，也是孩子自立精神培养的需要，孩子尽早学会自动入睡对于他的成长大有好处。

● 睡足、睡得踏实，醒后精神好

　　孩子有足够的睡眠才最有利于生长发育，如果孩子夜间睡眠质量不佳，可以适当减30分钟的睡眠时间。该方法既不会影响孩子白天的精神状态，又可促进孩子夜间的平稳睡眠。

● 按时醒

　　健康的睡眠，除了心情放松、睡眠时间充足之外，还有一个更重要的标准，即每天清晨在同一时间醒来。

孩子睡觉误区

❶ **长期让孩子睡软床或硬床。**孩子的骨骼没有发育完善，太软太硬的床都对孩子的生长发育不利。可在硬板床上面铺上松软的毛毯或褥子，弥补床面过硬的不足。

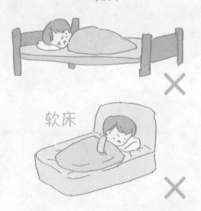

硬床

软床

❷ **让孩子穿厚衣服睡。**孩子穿太厚的衣服睡觉，呼吸及血液循环不通畅，肌肉不能完全松弛，不宜熟睡，宜发生夜惊。

❸ **孩子和大人一起睡。**易使孩子缺氧、被大人身上的细菌感染，还使孩子睡眠时身体难以舒展。

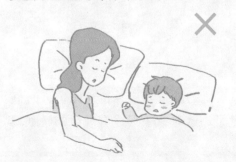

❹ **孩子含着奶头睡。**易使乳汁误入气管，奶汁在口腔里发酵，形成蛀牙。

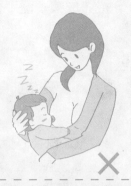

❺ **给孩子使用电热毯。**电热毯加热速度较快，可能引起孩子脱水，更糟糕的是如果习惯了电热毯的热度，会使孩子对寒冷的抵抗力下降，免疫力降低。

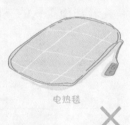

电热毯

❻ **让孩子常在灯光下睡眠。**有研究证明，晚上经常处于光照环境下的婴儿，钙质的吸收要降低25%左右。而且长时间处于人工光源照射下，视网膜生理调节会受到干扰，眼球和睫状肌不能充分休息，久而久之，孩子的视力势必受影响。

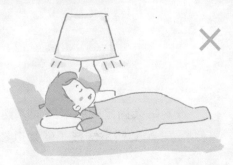

3 招养成孩子睡眠好习惯

1 让孩子睡前有个好心情

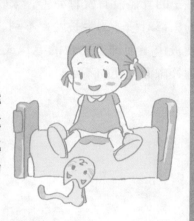

　　孩子睡前心情好，可以更快速地入眠，并提高睡眠质量。孩子睡觉的床或房间不能当成处罚孩子，或关禁闭的场所。孩子睡觉的房间要布置得既舒适又温馨，别放电视或者电脑。允许孩子拿玩具、毯子、毛绒动物或者其他柔软的东西陪伴睡觉。

2 建立固定的睡前程序

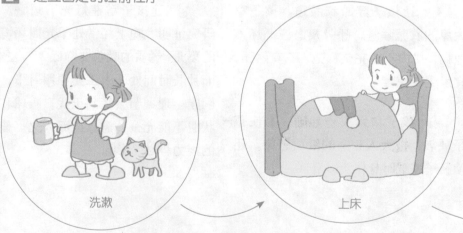

洗漱　　　　　　　　　　上床

　　设定每天固定的睡眠时间，建立程式化的就寝程序并持之以恒，时间一到或开始某些事情孩子就知道该睡觉了，这对孩子形成有规律的睡眠习

3 训练孩子自主入睡

　　培养孩子独立自主入睡，关键是建立条件反射。很多妈妈习惯于抱着哄孩子入睡，等睡着后，再放到床上。这种做法很不利于孩子形成自动入睡的习惯。随着孩子长大，妈妈就会发现哄孩子睡觉已成了每天要执行的一项"艰巨"任务。所以孩子4～6个月后，训练孩子独自入睡，并变成习惯很关键。刚开始自主入睡时，孩子可能哭闹，父母安慰孩子的同时要坚持，并同时建立一个就寝程序，一段时间后孩子便会逐渐养成自己的入睡习惯了。

Tip：给孩子自我安抚的空间有助于训练孩子自主入睡。

　　到3个月大时，孩子就可整晚处于睡眠状态。所以，3个月以上的孩子夜间若惊醒哭泣，父母不要急着去安抚他，而应给他时间，让他自己试着通过吸手指、变换身体姿势等自我安抚的方式，调整神经生理状态，再度入睡。

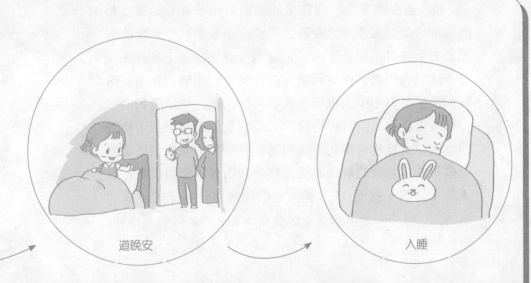

道晚安　　　　　　　　　　入睡

惯很必要。比如：在孩子准备入睡的前30分钟洗澡→喝奶→刷牙→说睡前故事→道晚安→关灯一系列过程。帮助孩子建立就寝前入睡"仪式"。一段时间之后，只要妈妈说洗澡，孩子就知道"睡觉时间到了"！

应对孩子睡眠问题

　　孩子睡眠很重要，高质量的睡眠是孩子身心健康成长的基础。虽然每个家庭在睡眠习惯、家长哄孩子入睡的方式等方面各有不同，作为父母却不可避免会碰上各种各样孩子睡眠的问题。这些问题可能让父母们烦恼、焦虑，这时如果了解有不少人也正在面临同样问题，应该能帮助父母们放松心情，同时听听别的父母们是怎么解决孩子睡眠问题的，大概也会得到一些启发，有助于尽快找到适合自己孩子的、有效的解决办法。此外，还有一个建议是：每天早上让孩子接受 30 分钟左右的阳光浴，孩子的睡眠会更持久，因为阳光可帮孩子区分白天和夜晚，调整生物钟。

孩子睡眠问题调查

是否为宝宝睡眠问题烦恼过？

否　5.88%

是　94.11%

宝宝的哪些睡眠问题被担心？

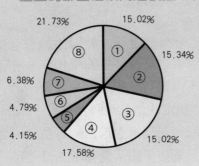

21.73%　15.02%

15.34%

6.38%

4.79%

4.15%

17.58%　15.02%

① 晚上要醒好几次
② 夜间睡不踏实、哭闹
③ 晚睡
④ 睡眠时间少
⑤ 黑白颠倒
⑥ 不肯睡小床
⑦ 不肯睡午觉
⑧ 入睡困难

8个常见的孩子睡眠问题问和答

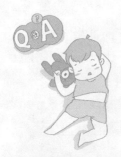

睡眠对于孩子的成长来说非常重要，所以妈妈们的困扰也特别多，针对上面调查中出现的孩子睡眠常见问题，我们来看看如何处理。

Q：孩子晚上难入睡怎么办？

A：孩子的睡眠和很多因素有关，排出疾病的因素，孩子入睡难有几种情况，不同情况用不同方法应对：

◆ 白天运动不足。这种情况应增加孩子白天活动量，孩子累了，晚上就能安静入睡。

◆ 午睡时间安排不当。有的孩子早晨起得晚，午后2～3点才睡午觉，或者午睡时间过长，以至晚上难入睡。可以早晨让孩子早些起床，调整午睡时间。

◆ 晚上临睡前给孩子做做全身的抚触按摩，放一些有助于孩子睡眠的音乐，给孩子一个良好的睡眠环境。即使孩子不睡，也要把灯光调暗，保持安静，有利于其尽快入睡。

Q：新生儿昼夜颠倒怎么办？

A：满月前的新生儿因为尚未适应白昼的概念，因此会有"日夜颠倒"的情况，这让妈妈困扰不已。针对这种情况，妈妈应该以居室环境来区别白天与黑夜。因为光线及噪声对日夜生理时钟的影响很大，所以，夜晚睡觉时房间的灯光要暗，尽量安静。当然，也不需要刻意营造太安静的睡眠空间。因为孩子一旦习惯这样的睡眠环境，便很容易被细微的声响所惊醒，这并不是很好的睡眠习惯。

A：孩子睡觉爱醒有内因和外因之分，外因比如孩子饿了、太热、尿湿、白天太兴奋或环境的变化、身体不适如出牙或缺钙等。内因则与孩子大脑神经发育尚未成熟，生理上尚未建立固定的作息时间表有关。父母可以仔细分析一下，排除外在因素之后，随着孩子的成长，情况会改变的，只要孩子吃、发育增长没问题父母就不必过于焦虑。

需要提醒的是：孩子哭闹或烦躁不安时采取轻拍或抚摸孩子，可使孩子重新入睡。不要马上又抱又哄，这样会恶性循环。

Q：孩子睡觉易惊醒哭闹是怎么回事？

Q：孩子睡觉时为什么出那么多的汗？

A：孩子睡觉出汗有不同的原因，如果孩子是前半夜睡一两个小时就出汗，后半夜就不出汗，那不用特别担心。这往往与孩子植物神经功能兴奋性比较高，睡眠时还处在一个活跃状态有关。除此而外孩子缺钙也会出汗，而且是整夜出汗，这种情况一定要咨询医生。

A：睡午觉对孩子是非常重要的，能很好地帮助孩子恢复健康的精神状态，有益智、储能的作用。小婴儿午觉是两觉，甚至有的三觉；1岁左右的时候睡两觉；1岁以后慢慢可能变成一天一次睡眠。

Q：孩子睡午觉有必要吗？

Q：夜间睡觉给孩子穿尿不湿好不好？

A：由中国、美国和智利婴儿睡眠权威专家组成的研究组，对婴儿夜间睡眠研究时，曾长期跟踪观察了使用尿布和纸尿裤的两组孩子，结果发现，超过50%穿着布尿布的孩子每晚需更换3次以上尿布，每次更换尿布后，42%的孩子需要5～15分钟才能重新入睡。而穿着纸尿裤的孩子，明显夜间更换次数少，夜间睡眠中断频率少。换尿布会打断孩子睡眠，所以最好夜间睡觉给孩子穿尿不湿。

A：哄孩子睡觉第一要注意时机，第二要注意方法。孩子想睡觉时，会眼神迷离，出现如揉眼睛、抓耳朵等小动作，新生儿困乏要睡觉时会开始哭闹。孩子久久不睡时，一些心急的妈妈便将孩子抱在怀中或是放入摇篮里用力地摇晃。这种做法十分有害。孩子的大脑尚未发育成熟，快速地大幅度晃动可能会使孩子的大脑在颅骨腔内震荡，与较硬的颅骨相撞，造成脑组织表面小血管破裂，引起"脑轻微震伤综合征"。因此，最好能训练孩子自主入睡的能力，避免摇着睡。

Q：哄孩子入睡有什么讲究？

Q：什么时候让孩子分房睡？

A：孩子与父母分房单独睡可以培养孩子的独立性和自主能力，有利于孩子身心健康成长。有条件的家庭，孩子3岁开始，家长就要考虑和孩子分房睡了。不过，是否让孩子分房睡主要应考虑孩子的心理和身体发育情况，而不能单从孩子年龄来决定。分房睡需要长期的准备过程，在孩子很小的时候就给他足够的关爱和安慰，帮他建立起信任感、安全感、依恋感，能让孩子更快地接受分房睡。

分房睡前，最好让孩子参与自己房间的布置，这能帮助孩子做好分房心理准备。分房睡时，母亲一定要在睡前陪伴、拥抱孩子，并且睡前别让孩子看紧张电影、电视，别吓唬孩子。分房睡后，为了避免孩子半夜蹬掉被子，可给孩子做一个棉质睡袋，另外孩子的床要尽量矮，离地面越近越好。

Part 3

爱运动的孩子
更聪明

运动是一切生命的源泉。 ——达·芬奇

运动增强体质，预防疾病，训练孩子身体的灵活性和协调性；运动还提供社会交往的机会，促进孩子社会行为和健康心理的发展。而且有研究发现，每日运动40分钟的儿童在认知能力、阅读能力以及执行能力上都比很少运动的儿童好很多。

愈运动，愈聪明

　　运动会加速血液循环，促进新陈代谢，使人食欲增加，消化功能增强，能提高大脑活动所需能量——血糖的供给，为大脑提供高质量的营养。同时研究显示，运动能促进神经系统分泌多种神经生长因子，包括胰岛素样因子（IGF-1）和脑源性神经生长因子（BDNF）等，可加快神经细胞的分裂与增殖的速度，促进脑细胞的再生和神经细胞创建更多的联结，提升脑力，使头脑更灵活，有利于智力的发展。运动还会促使大脑释放脑啡肽等有益的生化物质。实验表明，运动后脑组织中对人的思维和智力大有益处的核糖核酸会增加 10% ～ 12%。据美国的一项调查研究数据显示：二三年级的学生每周多做 90 分钟体育活动的话，在拼写、阅读和数学考试中成绩更好。因此，家长积极创造条件让孩子适量运动，可刺激、活跃大脑皮层，促进大脑智力健康发展。

孩子早期的智力发育是从动作发育开始的

　　人体各部位在大脑皮层都有相应的运动中枢，人的运动、动作要受大脑支配。每个孩子的身体运动发展都遵循抬头、翻身、坐、爬、站、走、跑、跳的顺序，也就是俗话中说的"三翻、六坐、八爬"。最早是头部的动作，先会抬头，再会转头，以后开始翻身。孩子的运动和动作发展，与脑功能和神经系统的发育过程密切相关。运动能力和动作的发展直接反映其智力的发展，动作能力落后、迟缓的孩子往往智力发展也缓慢。

孩子运动发育的 4 规律

孩子的运动发育与脑发育相辅相成，遵循 4 个基本规律：

头尾规律

孩子的动作发育是从头至脚，顺着抬头→翻身→坐→爬→站→走的趋势逐渐发育成熟的。最先是抬头，再会转头，以后开始翻身，6 个月左右会坐，之后是手臂和手的运动，最后才是站立和行走。

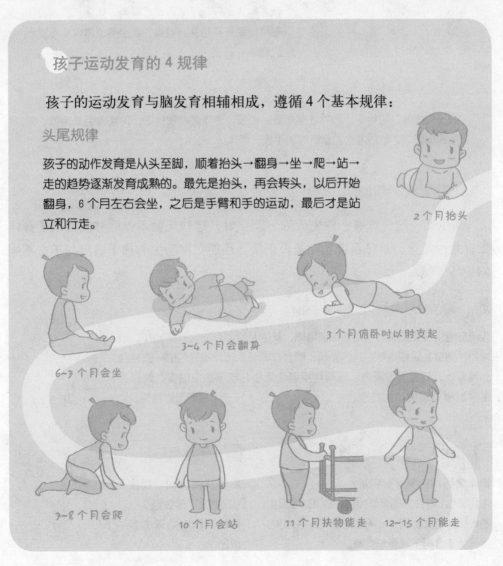

2 个月抬头

3~4 个月会翻身

3 个月俯卧时以肘支起

6~7 个月会坐

7~8 个月会爬

10 个月会站

11 个月扶物能走

12~15 个月能走

由近及远

孩子动作发育以躯干为中心，从中心向外生长发育。以上肢为例，先是肩部和上臂动作的发育，接着是肘、腕部，最后才是手指精细动作的发展完善。

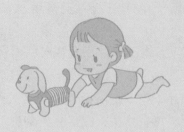

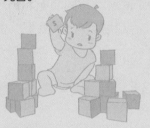

大肌肉动作先于小肌肉动作

孩子粗大动作先于精细动作发育，如手指的抓、捏等精细动作在抬头、翻身、起坐等躯体大动作发展之后。

正面动作先于反面动作

孩子先能俯卧时抬头，而后才能仰卧时屈颈，先学会向前行走，再学会倒着走路，先能抓取物体，以后才是有意识地松手放开物体。

先天反射运动帮助新生孩子适应外部环境

新生儿一出世就有一些先天的运动反射，这些反射不但能够反映孩子身体发育是否健全，神经系统功能是否正常，还能帮助新生的孩子适应与子宫不同的生活环境。

1 吸吮和觅食反射

吸吮反射指碰到奶头、手指或其他物体，新生儿立即做出吸吮的动作。如果用手指或乳头触摸新生儿的面颊，他会立即将头转向被碰触的一侧并且张嘴吸吮，这是觅食反射。这两种反射使新生儿能够自主进食，满足了生存发展的需要，大约在 4 ~ 7 个月时反射消失。

2 握持反射

物体或妈妈的手指放到新生儿掌心，他会立即紧紧握住，如果试图拿走，他会抓得更紧。到 3 ~ 4 个月时反射会消失，孩子就不会再不随意地抓握。

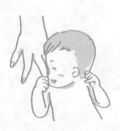

3 游泳反射

新生儿俯卧时，托住他的肚子，他会抬头、伸腿，做出协调的游泳动作。

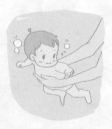

4　击剑反射

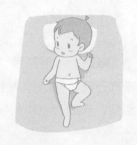

又称不对称颈紧张反射，就是当新生儿仰卧时，把他的头转向一侧，他会立即伸出该侧的手臂和腿，屈起对侧的手臂和腿，做出击剑的姿势。新生儿的睡姿经常是这种状态。此反射大约在 6 个月时消失。

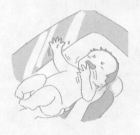

5　拥抱反射

突然改变新生儿的姿势时，或者新生儿听见响亮的声音时，他就会出现两上肢外展、伸直，手指张开，然后上肢屈曲回缩呈拥抱状态，这就是拥抱反射。此反射的消失时间是 3 ～ 6 个月。

6　迈步反射

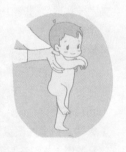

双手托在新生儿腋下，竖直抱起他，把他的脚放在平面上，他会做出迈步动作，好像两腿协调地交替走路。此反射大约在 6 周消失。在此之前，家长训练孩子迈步反射，对锻炼腿部大肌肉的力量和孩子日后的爬行、行走很有帮助，同时也能锻炼孩子颈部和脊柱的力量，有利于孩子抬头。

> Tip：迈步反射锻炼宜在新生儿出生 8 天后再做，不宜过度。且练习时要注意给孩子颈部支撑，而且孩子双脚不要着力，只能轻触地面。

7　巴宾斯基反射

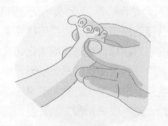

如果用物体轻轻地触及新生儿的脚掌，他会本能地竖起大脚趾，伸开小趾，五个脚趾看上去像扇形。

8　巴布金反射

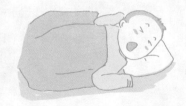

如果新生儿的一只手掌被压住，他会转头张嘴，当手掌上的压力放松时，他会打哈欠。

爬出聪明孩子

爬处于"坐"和"走"之间，是孩子生长发育过程中一个重要的阶段。孩子爬行需要手脚等各个身体器官的综合协调配合，是孩子最早开始的全身独立活动，充分、自由的爬对孩子身体和心理的健康发展有不能替代的作用。

爬行是目前国际公认的预防感觉统合失调的最佳手段

1 感觉统合是一种大脑和身体相互协调的过程

人是通过感觉器官与外界接触，向大脑传递感觉信息，大脑对这些信息有效组合，再指挥人完成各项运动的过程，就是感觉统合。感觉统合理论最早在 1972 年由美国南加州大学爱尔丝博士（J.Ayres）根据脑功能研究提出。

感觉统合失调，大脑和身体不能协调，孩子会好动不安、注意力不集中、笨手笨脚、严重害羞，容易受挫、缺乏自信，从而在学习、生活、活动方面存在障碍，使人格和情绪的健全发展受到严重影响。据有关研究表明，我国儿童中存在不同程度的感觉统合失常者，占 10% ～ 30%。

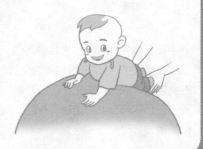

2 千万别让孩子错过了爬

孩子爬行时须膝、臂动作协调，四肢灵活交替向前运动，能促使大脑对四肢的感觉统合，而且爬行需要抬头、挺胸，两眼注视前方目标，这对于视觉记忆、注意力形成非常重要。孩子学会爬行以后，视野和接触范围都扩大了，能刺激促进视觉、听觉和触觉等各感官与大脑的协调，对大脑的发育和智力的开发，有非常重要的意义。爬行对孩子来说还是一项剧烈的运动，相比坐着能量要多消耗 1 倍，比躺着要多 2 倍。孩子爬消耗能量多，孩子就吃得多、睡得香，身体自然长得好。除此而外，如果让孩子和其他孩子一起爬，还能培养孩子的社交能力。

正确训练孩子爬行

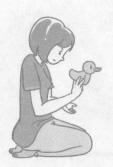

孩子在初学爬行时，只能趴着玩但不能向前爬，或者是在原地旋转及向后退，又或者是可能想爬而不能移动。此时，爸爸妈妈可以启发孩子向前爬。例如，在孩子的前面，摆放他喜欢的或还没有玩过的玩具，玩具的颜色应是鲜艳的，带响声的，玩具摆放的位置既让孩子够不着，又不要太远，这样既会使他产生好奇心，又有拿到玩具的欲望，孩子就会慢慢向前爬了。

妈妈也可以在前面拍手用玩具小白兔、小猴子等逗引孩子，呼唤孩子的名字，诱导他爬，并不停地说："孩子，小白兔叫了（或小猴子敲鼓了），要和你做游戏了，快来一块儿玩啊！"爸爸就在身后用手推着孩子的双脚掌，让他借助爸爸的力量向前移动身体，接触到玩具，以后逐渐减少帮助，让孩子试着自己爬。

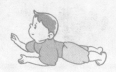

宝宝，小白兔叫你了，要和你做游戏了，快来一块儿玩啊!

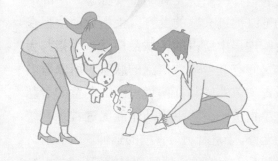

Tip:

1. 不能让孩子练爬时间过长，以免肌肉疲劳。

2. 孩子哭闹或者是特别不愿意爬的时候，不要操之过急，不要勉强。

3. 孩子爬时最好穿连体服，既不会露出腰腹部，又不影响爬。

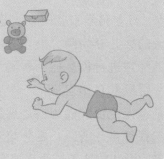

安全适合的环境孩子才能自由自在地爬

◆ 给孩子一个爬的场地。居住条件好，可以是专门的房间；否则在房间内用垫子围出一块专门的场地。

◆ 地面材质不要过凉过硬或过软，可铺上垫子。

◆ 去除不安全的因素，如易倒或带棱角的家具、热水瓶、茶具、花盆、电源插座等。

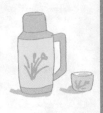

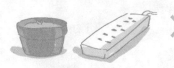

心灵手巧

手是认识事物的重要器官，手动作的发展是神经系统发育的重要标志。手的活动可以促进大脑的发育。手指运动中枢在大脑皮层中所占的区域最广泛，手指与大脑之间存在着非常广泛的联系，所以著名教育家苏霍姆林斯基说过："儿童的智慧在手指头上。"手的动作能促进神经系统的发育，手是智力最直接的延伸。手的动作，尤其是手指的动作越复杂、越精巧、越娴熟，就越能在大脑皮层建立更多的神经联系，从而使大脑变得更聪明。

日本科学家曾做过实验，把 10 个周岁大的婴儿分为两个组，一组有意识地对婴儿经常进行摸、抓、拿等手指的训练，另一组顺其自然发展。一个月后结果显示，前组无论反应能力还是感知能力，都比后组强得多，所以，要想培养出头脑聪明、智力发达的孩子，要从锻炼手指开始。

小手常用，大脑聪明

俗话说双手创造了世界，现代科学研究表明，人的大脑中与手指相连的神经所占的面积较大，仅仅是管辖大拇指运动的区域，就几乎相当于管辖大腿的 10 倍！所以十指会那么灵巧，平时如果经常刺激这部分神经细胞，孩子的小手会更加灵活，脑子就会动得更快。

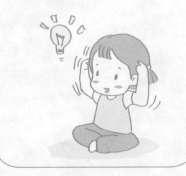

玩玩具

许多智力玩具都有训练孩子手的精巧动作、手眼协调能力和激发想象力的作用，通过玩这些智力玩具孩子小手肌肉可以得到训练，从而开发智力。比如皮球、积木、插塑、橡皮泥、拼图、七巧板、珠子、剪纸等，让孩子通过拍、插、捏、揉、摆、拼、穿、拨、剪等各种动作来操作玩具。

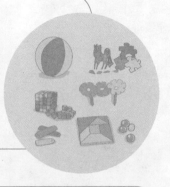

学习生活自理

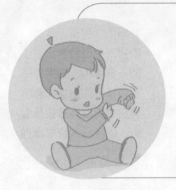

孩子生活自理，自我服务是发展灵巧双手的重要途径，像整理玩具、系扣子、用筷子吃饭、抹桌子、扫地、帮助妈妈择菜等，都是锻炼小手的好方法。掌握这些技能既锻炼了孩子动手技巧，也有利于他们的心理发育。所以当孩子要自己吃饭、穿衣、洗脸、洗脚时，家长千万不能因为怕麻烦而样样事情包办代替，应根据孩子的年龄，鼓励他们做一些力所能及的事。

到大自然中玩

带孩子到大自然中去玩玩，捡小石子、放风筝、扑蝴蝶、抓蚂蚱、捉小蚂蚁，会让孩子流连忘返，也会让孩子手眼协调能力得到锻炼。

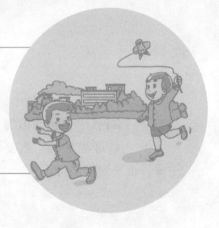

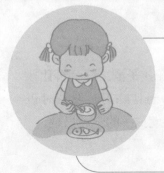

学习用筷子

用筷子夹东西是一种牵涉到肩部、胳膊、手掌、手指等30多个大小关节和50多条肌肉的手眼协调的精细动作，家长应该在孩子4岁左右的时候就教他们使用筷子。

揉小手，健大脑

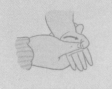

手心按摩

摊平孩子手掌，孩子手心朝上；妈妈一手托住孩子小手，用另一手的大拇指在孩子手掌的外部，沿顺时针方向划圆圈。

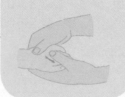

手背按摩

摊平孩子手掌，孩子手背朝上，妈妈用双手拉住孩子小手，然后用大拇指，一上一下在孩子手背上搓动。

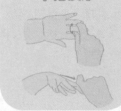

手指按摩

妈妈用大拇指、食指、中指三指轻轻拿起孩子的一根手指，由指根处旋转揉移向指尖，然后再由指尖旋转揉按至指根，依次从大拇指揉到小拇指。

训练孩子小手贵在坚持

❶ 训练孩子手指的精细动作，一开始可能单调、重复、枯燥，但一定要坚持下去。

❷ 训练时，每次时间不能太长，根据孩子的兴趣，开始时 2 ~ 3 分钟，慢慢增加至 10 分钟。

❸ 孩子是在玩中学习的，家长可以设计一些小游戏，和孩子一起玩耍，把训练变成有趣的游戏。

❹ 在孩子情绪好时再让孩子练习，而且练习时要及时表扬，以激发孩子的学习兴趣。

孩子游泳利于大脑发育

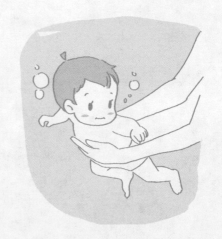

　　婴儿游泳的益处很多，婴幼儿游泳是全身的运动，游泳时水的压力会对婴幼儿皮肤进行刺激、按摩，可提高神经系统对外界的反应能力，促进智力发育。

　　前苏联医学专家研究发现，进行过游泳锻炼的婴幼儿，聪慧好学、勇于进取，做起事来思路敏锐，脑子反应快，比同龄不"游泳"者智商、情商均高。而且游泳可加速身体血液循环，促进孩子的肌肉的发育和生长。通过游泳不仅可让孩子的心肺功能得到锻炼，而且水中运动锻炼四肢关节和脊柱时，不易受伤。

> ### Tip：婴儿游泳

◆ 应在专门场所进行，需经过培训的护士全程监护、指导。

◆ 一定要有游泳安全措施。

◆ 选择有品质保证的游泳场所，确保水的卫生和泳池的安全、环保。

◆ 孩子皮肤破损、感染或孩子生病时不宜游泳。

◆ 婴儿游泳时间一般控制在10～20分钟比较合适，游泳的频率大约每周1次即可。

◆ 保证室温， 25℃为佳，温度太低会使孩子生病。水要温暖舒服，31～34℃最佳。

◆ 孩子很饿或刚吃饱后不宜游泳，最好是孩子吃饱半个小时以后再游。

高情商孩子从运动中来

运动在孩子的情商培养中有着不可替代的作用。有一个针对世界 500 强企业员工的调查研究发现，智商和情商对于一个人的工作成就影响的比例为 1：2，而越往公司高层，比例甚至会到 1：6。可见，对于父母而言，情商教育和智商教育一样重要，甚至情商教育更重要。运动为孩子提供了战胜困难、大胆尝试和冒险的机会，运动可以锻炼孩子的胆量、毅力、自信心、自控能力，对良好个性的形成会起到积极的促进作用；运动使孩子在充满欢乐、不断克服困难取得成功的过程中，形成乐观向上、勇敢、自信、有自制力的优良性格。

亲子操增加亲子感情，打造情商基础

　　爸爸妈妈的爱，对于孩子来说，像是成长中的阳光、雨露。和孩子一起做亲子健身操，在锻炼孩子身体的同时还能让孩子感受到爸爸妈妈对他浓浓的爱意，使他获得满足及安全感，培养起深深的亲子感情。亲子健身操是孩子情商培养的重要组成，对他形成良好的个性十分有益。

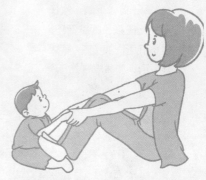

亲子操三原则

　　循序渐进，由慢到快　练习时间开始时不要太长，练习过程中充分考虑到孩子的练习情况，从慢动作开始，在保证安全的情况下，逐渐加快速度或者加大动作难度。

　　持之以恒，游戏中练习　亲子操不需要拘泥于场地，游戏中练习既锻炼了身体又享受了亲子时间。

　　时刻关注孩子情绪，多鼓励　要注意观察孩子的表情；用孩子喜欢的方式练习。多给孩子爱的鼓励，可以让孩子更加自信，更加享受运动的愉悦。

亲子操准备

❶ 孩子应穿着较宽松的衣服（无纽扣为最佳）。

❷ 家长应洗净手，剪短指甲，摘掉手表、首饰，以免划伤孩子的皮肤。

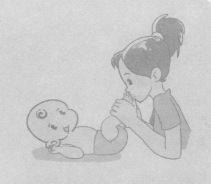

❸ 不要哺乳后（饭后）立即做操，最好间隔1小时以上。

❹ 家长要先给孩子一个微笑，并告诉孩子说准备做亲子操了。

❺ 孩子生病时不宜练习。

亲子操推荐

托抱

孩子适合年龄：1~3个月

◆ 孩子身体平躺，家长双手托住孩子的腰背部，慢慢托起，使孩子身体呈桥形，身体展开。

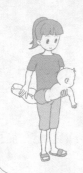
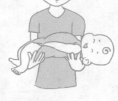

◆ 孩子身体俯卧，家长双手托住孩子的胸腹部，慢慢托起，使孩子身体呈弓状。

浴巾操

孩子适合年龄：3~12个月

◆ 让孩子躺进浴巾中间，爸爸妈妈各抓住浴巾的两个角向上提，并左右摆动。

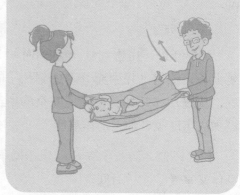

小摆钟

孩子适合年龄：4~12个月

◆ 家长双手合抱住孩子的腋下，先做小幅度摆动，待孩子适应后逐渐加大摆动的幅度。

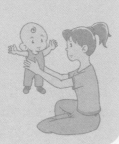

拉腕摆

孩子适合年龄：6个月~2岁

◆ 家长抓握住孩子的手腕，做左右摆动、前后摆动，根据孩子的适应情况，增加摆动幅度。

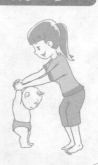

Tip：

做亲子操时妈妈要注意保证孩子安全，注意和孩子交流，注意观察孩子的表情，可以问孩子"好不好玩"。当孩子非常高兴时，再增加动作的幅度。还可以念一些儿歌，比如：小皮球，举高高，扔出去，它就跳，跳到东，跳到西，跳到鞋里藏猫猫。

自信的孩子爱运动

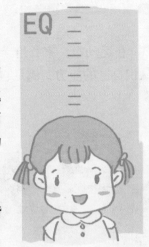

　　培养孩子的自信心是培养高情商孩子不可或缺的重要方面。自信心是一个人能力的支柱，是一个人成功的最重要的意志品质。自信并不是生来就有的，而是在实践活动中，在克服困难的过程中，在与人互动中逐渐形成的。运动能帮助孩子形成健康的自我意识，使孩子意识到自己在这个世界上是有价值、有力量、有能力、有用处和必不可少的，这为他们人格的和谐发展奠定坚实的基础，有助于他们树立良好的自尊心、自信心。

● 孩子在运动挑战中获得自信

　　体育运动具有一定竞争性，孩子在运动中体验胜利，有利于他的成就感与荣誉感的形成，而且成功与胜利的愉悦体验，能不断增强和激发孩子的自信心，从而形成锐意进取的良好个性品质。比如孩子跳绳，原来跳 10 下，后来跳 20 下，再后来跳 50 下。每次增加的数量对孩子来讲就是一次挑战；每战胜一次挑战，孩子就获得一次成功的体验。从成功中孩子看到了自己的能力，从而对自己有了信心，通过不断的积累，最终树立起自信心。

● 运动是培养孩子自信心的有效途径

　　孩子年龄越小，身体活动的能力对其自我意识的形成和发展就越重要，那些身体运动能力和动作能力强的孩子，获得的成功体验较多，往往会形成肯定的"自我"概念，从而树立起较强的自信心。

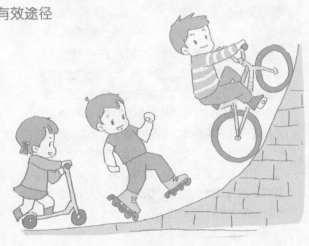

● 运动中的积极评价和反馈能提高孩子的自信心

在运动中，家长给予孩子的积极评价，能使孩子体验到体育活动的乐趣，认识自己的能力，满足自尊心，从而形成自信心。

Tip：

成功体验会促进孩子自信心的形成，多次重复的成功能让孩子对自己充满信心，自信又促使孩子取得更大的成功。所以要让孩子根据自己的能力选择运动项目、内容和难度，让孩子有获得成功的机会，孩子的自信心就能逐步树立。

运动打造乐观开朗好性格

性格乐观、活泼开朗的孩子，身心发展健康，在面对问题时，能正向思考、乐观看待，并且对自己的能力充满信心，相信自己能找出解决的办法，也容易和身边的人友好相处，因此很多父母都愿意自己的孩子拥有这样的性格。培养孩子好性格的方法很多，鼓励孩子经常参加各种体育运动被证明是一种行之有效的方法，因为有研究发现运动协调性更好的孩子出现社交和教育问题的几率更低，孩子更易在运动中体验与他人交往的快乐。

● 孩子在运动中学会合作与分享

随着社会的发展，越来越多的工作要求人们通过团队合作来完成，合作能力比其他专业技能更有助于人在社会上立足并充分发挥自己的力量，所以学习与他人合作，对孩子很重要。体育运动，尤其是一些球类集体运动需要孩子与人通力合作，参与这些运动孩子不但能体验团结合作的快乐，还能学会沟通妥协技巧，提高交际能力。这对提高孩子的情商特别有效，因为孩子是在与同伴的相处中学会如何与人相处的。

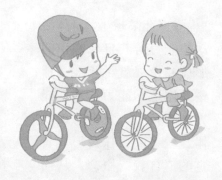

运动完善孩子性格发展

　　心理学研究表明，不同运动项目，对孩子心理所起的作用不同，根据孩子的性格特点，针对性选择不同的运动项目，能调整孩子心理和精神状态，改善孩子性格发展。

孩子性格	适合运动项目
胆小害羞	游泳、单双杠、平衡木、骑自行车
犹豫不决、优柔寡断	乒乓球、羽毛球、网球、跳远
缺乏自信	跳绳、俯卧撑、做广播体操
易紧张，心理素质差	公开的、激烈的足球、篮球、排球、乒乓球、羽毛球比赛
急躁、易怒	下棋、慢跑、长距离的步行、游泳、骑自行车
不太合群，不善于与同伴交往	足球、篮球、排球以及接力跑等集体项目

● **运动规则让孩子体验公平，学会遵守规则**

　　每一种体育运动都有一定的规则，体育比赛尤其强调公平竞争的规则，参与运动时孩子需要主动与小朋友交往、协商、讨论游戏的玩法和规则，并用大家讨论的规定来约束自己，否则就没有玩伴，这会使孩子学会控制自己的行为，掌握人际协调规则，从而形成合作关系。

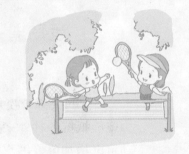

● **挑战有难度的运动，孩子变得更勇敢**

　　超越身体极限是锻炼勇气的一种方式，而且是一种相对简单的方式，例如，做仰卧起坐的次数，只要坚持，就会越做越多。而且运动中坚持到底就一定有收获，这恰恰是培养孩子不怕困难的意志品质时不可缺少的一种体验。同时孩子参加活动越多，对自己的把握越大，处理危险的运动经验也越丰富，对减少危险，保证安全越有利。所以我们往往看到运动能力越强的孩子胆量越大。

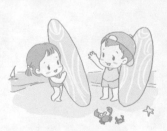

● **运动使孩子更愉快、更兴奋**

　　国内外的相关研究都显示，运动时体内会分泌内啡肽，能刺激人的情绪中枢，使人产生愉快、兴奋的感觉。适当的运动可以消耗能量，转移、驱赶孩子的忧郁和焦虑，减少不良情绪，使孩子全身放松，而运动的成功体验还能让孩子更加活泼、开朗、乐观和充满自信。

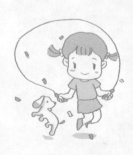

运动增强体质，抵御疾病

　　人类的大部分疾病都与免疫有关，提高人体自身免疫力就能抵抗各种外来病毒和细菌侵袭，维护身体健康。运动可以增加免疫细胞数目，从而提高抵抗力，使孩子的免疫系统保持最佳状态，有医学研究显示：孩子每天能持续运动半小时左右，血液中的含氧量增加，免疫细胞的数量也增加。根据年龄特点和生长发育规律积极引导孩子适度运动，能够促进他们的基本动作和身体生理机能协调发展，让宝贝体质增强、抵抗力增加。

抚触增强新生孩子抵抗力

抚触是指通过抚触者的双手对婴儿身体各部位进行有秩序、有技巧地接触按摩，使皮肤受到不同程度的刺激，从而促进婴儿身心的健康发育。国内外专家多年的研究和临床实践证明，给孩子进行系统的抚触，有利于增强免疫力，增进食物的消化和吸收，减少婴儿哭闹，增加睡眠；还可以增强孩子与家长的交流，帮助其获得安全感，发展对家长的信任感。

Tip：

　　最初抚触的时候，动作一定要轻柔，尤其是孩子面部眼睛周围很敏感。随着孩子的成长和适应，再逐渐加大力度。可在抚触时帮助孩子认识身体部位，比如在做左手抚触的时候，可以边做边说："揉揉宝贝左手。"

● 触前的准备

选节奏舒缓、曲调优美的古典音乐作为背景音乐，如莫扎特的音乐。

抚触前，家长要为孩子涂抹按摩油，比如橄榄油、婴儿润肤油。

室内温度以 23 ～ 25℃为宜，光线柔和，通风状况良好。

家长取下戒指、手镯、手表等容易划伤孩子的饰品，剪短指甲，用温水洗净手。

● 抚触适合时间　　孩子沐浴后　　吃奶 45 分钟后　　孩子睡觉之前

● 抚触操作法　　腿部：促进孩子腿部发育，增强腿部运动协调能力。

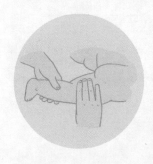

轻捏孩子腿部肌肉，从脚踝到膝盖再按摩到尾椎下端，反复 3 ～ 4 次。

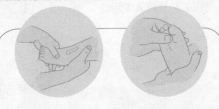

轻揉按摩脚底，从脚尖抚摸到脚跟，然后揉捏孩子 10 个脚趾，反复 3 ～ 4 次。

手部：可促进孩子手部发育，增强孩子手的灵活协调能力。

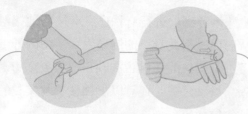

轻揉孩子手指，从掌根滑向指尖，每指3～5次，两手交替。然后按揉孩子掌心掌背，并在合谷穴处顺时针揉压。重复3～5次，两手交替。

腹部：有助于孩子消化系统发育，保护肠胃。

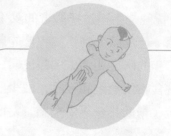

避开肚脐顺时针方向轻柔地画圆抚摸孩子腹部。

脸部：有助于孩子面部放松，表情丰富。

轻轻按揉孩子鼻梁两侧。

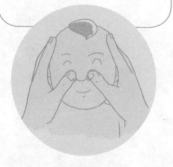

双手指间相对，手心向下平放孩子前额上，然后双手同时缓缓向后移动，抚摸孩子头部，重复3～5次。

沿孩子眉弓向两侧移动，至太阳穴时轻揉画小圆圈，重复3～5次。

滑擦孩子唇和鼻中央至两耳，并揉按人中沟。

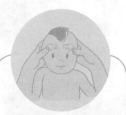

轻揉向下滑动，按摩孩子两侧脸颊。

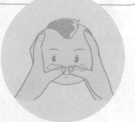

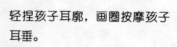

轻捏孩子耳廓，画圈按摩孩子耳垂。

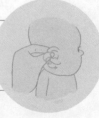

胸部：可促进孩子呼吸系统发育。

轻捏孩子手臂，从上臂滑动至双手，再移向指尖。

家长双手放孩子两侧肋骨边缘，先右手向上滑向孩子右肩，复原；再换左手向上滑至孩子左肩，复原。反复3～4次。

家长食指和拇指成圈状套在婴儿手臂上捏揉并转动，同时轻轻往下滑动至孩子手腕。

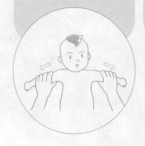
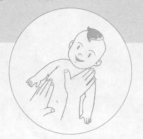
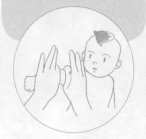

背部：可舒缓孩子背部肌肉。

孩子俯卧，家长两手掌从孩子脊柱向身体两侧滑动，从肩部移至尾椎，反复3～4次。

家长手掌五指并拢横放在孩子背部，交替从孩子脖颈抚至臀部，反复3～4次。

质优价廉的保健品：户外"三浴"

户外"三浴"指：日光浴、空气浴、水浴。研究证明，经常进行户外运动的孩子，在与大自然的亲密接触时，获得日光、空气和水的"三浴"锻炼，能有效放松心情，加快新陈代谢，提高身体对外界环境的抵抗力、适应力。所以"三浴"对孩子增强体质，保持食欲，睡眠正常和促进孩子身体健康成长非常重要。

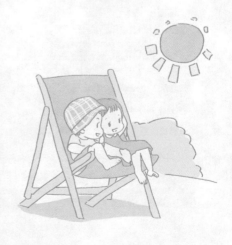

● 日光浴帮助孩子吸钙

儿童时期是生长发育非常旺盛的时期，如果孩子长期在室内活动，不接触阳光，容易发生维生素 D 缺乏，导致维生素 D 缺乏性佝偻病等一系列问题。进行日光浴，是帮助孩子钙吸收的有效途径。日光中的紫外线有杀菌消毒的作用，能提高皮肤的防御能力。日光中的红外线，能促进皮肤血管收缩扩张，加快血液循环、新陈代谢。

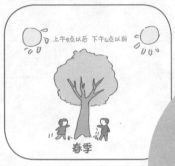

春季

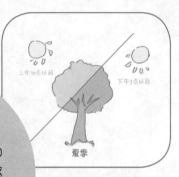

夏季

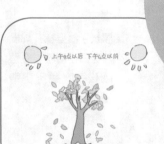

秋季

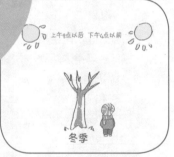

冬季

阳光浴时间

新生儿刚开始每次 10 ～ 20 分钟，以后随孩子年龄逐渐增加户外活动时间，一般一天不少于 2 个小时，体质弱的孩子可短些。

Tip：

　　日光浴时要戴遮阳帽，防止阳光直射孩子的双眼。夏季上午 10:30 到下午 2:30，是一天中阳光最强烈的时候，不宜进行"日光浴"，如要外出，要给孩子采取防晒措施。

　　新生儿出生 5 ～ 6 天后就可开始日光浴，先从室内开始，出生 3 ～ 4 周，可以抱到户外。最开始可除去鞋袜以晒脚，之后晒腿、手、四肢，开始 5 ～ 10 分钟即可，之后晒的范围从膝盖扩至大腿、臀部。

　　日光浴后可给孩子喂一些白开水。

　　夏秋季不应直晒，在通风阴凉处如树下即可。

　　玻璃和衣服会遮挡大部分紫外线，因此日光浴时不要隔着玻璃或穿厚衣服。

● 空气浴增加孩子对寒冷的适应力

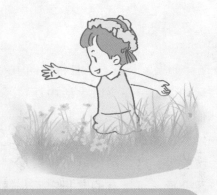

空气中含有氧气，越新鲜的空气含氧越充足。让孩子接触到户外新鲜的空气，可以提高孩子神经和心血管系统对气温变化的反应灵敏度和适应性，从而增强身体体温调节功能和对寒冷的适应，同时还可加强皮肤的呼吸作用，增加从新鲜空气中吸入的氧气量，抑制细菌生长，防止感冒。

空气浴的时间和方式

◆空气浴要与日光浴相结合进行，应从新生儿期开始，循序渐进，当新生儿出生3～4周，就可以抱到户外呼吸新鲜空气、晒太阳。

◆注意室内通风换气，特别是寒冷季节，每天应开窗通风至少30分钟，以降低室内病原微生物浓度。

◆开窗睡眠时，室温要维持在16℃左右，并应避免孩子吹到对流风。

◆选择天气温暖、无风的日子给孩子做空气浴。

● 水浴提高孩子神经系统兴奋性

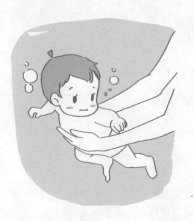

水浴就是用水洗脸、洗脚、擦身或淋浴、冲洗、游泳等，通过水温和水压的机械作用刺激皮肤，提高神经系统兴奋性，锻炼体温调节能力，促进血液循环，改善孩子对冷热变化的耐受能力。新生儿及婴儿可进行温水浴。周岁以后的孩子夏季可进行冷水浴。

水浴注意事项

孩子水浴时室温宜在20℃以上，水温35℃左右。

新生儿脐带脱落之前，不要泡在浴盆里水浴。

孩子水浴宜从暖和季节开始训练到冬季，逐步适应。

家务劳动也是动

如果家长有心，日常活动中就能锻炼孩子的运动能力。在平时生活中让孩子做一些适宜他们做的家务劳动，这其实就是一种运动能力的培养，如让孩子自己穿衣服、脱衣服、吃饭、洗脸等。这些活动就可以锻炼到手指、手腕以及全身，可惜有的家长宁愿花钱让孩子去学羽毛球、跆拳道等运动；却不乐意孩子随意走走路牙，爬爬栅栏，在孩子与小朋友、小动物一起开心玩耍时竭力制止，不愿放手。

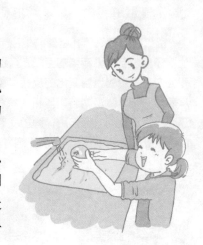

不同的运动项目增强孩子不同身体素质

提高速度

选择跑、骑儿童车等项目。

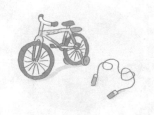

增强耐力

选择长时间跑的游戏、游泳、郊游、跳绳等运动。

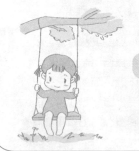

提高灵敏协调性

选择跳舞、打秋千、拍球等运动。

提高柔韧性

选择体操、舞蹈等运动。

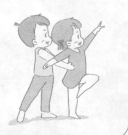

增加力量

选择跳、投等运动。

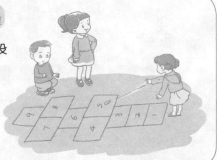

运动谨记"过犹不及"

运动能有效提高人体新陈代谢，有强身健体的作用，但只有科学合理的符合孩子生长发育条件的运动，才能达到最佳的效果。给孩子选择运动项目和制订锻炼计划时，一定要充分考虑孩子的年龄和身体对运动的承受能力，一些运动如果孩子太早进行，可能会适得其反。资深骨科专家发现，城市孩子在日常生活中受伤的可能性比20年前少多了，可运动骨折受伤的比例却大为增加。另外即使是适宜孩子的运动项目，运动量也应适当，如果运动量太小，身体锻炼的效果不大；运动量过大，则孩子身体健康会受到不良影响。一般而言，孩子开始运动时，可以运动量小一些，随孩子年龄的增长和身体生长发育变化，可逐渐增加运动强度。把握渐进原则，注意放松和运动恢复，持之以恒，才能让孩子真正从运动中受益。

体育锻炼就得持之以恒，并且要符合人体的生理规律，过多过急、拔苗助长的做法，反而会弄巧成拙。

九种运动孩子不宜

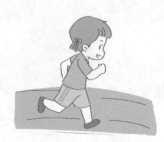

◆ 大强度长跑

儿童心脏较小，肺活量亦小，强度过大的长跑会加重其心肺负担，造成氧气供应不足。一般认为，12 岁以下小孩每次跑程不宜超过 1000 米，跑的速度也不宜

◆ 拔河

孩子骨和关节很娇嫩，容易受伤和变形，拔河强度大，不利于肌肉的正常发育。

◆ 掰手腕

掰手腕易引起软组织扭伤及肱骨骨折，很容易造成肌肉、肌腱、筋膜、韧带等软组织的损伤。

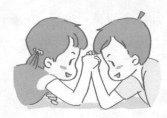

◆ 滑板车

玩滑板车时腰部、膝盖、脚踝等部位压力大，容易受伤，且长期玩滑板车，腿部肌肉会过分发达，影响身体的全面发展，8 岁以下儿童不宜玩滑板车。

◆ 青蛙跳

每次青蛙跳运动时，膝盖骨所承受的冲击力相当于自身体重的 1/3，孩子骨化过程尚未完成，很容易造成韧带和膝关节半月板损伤。

◆ 蹦迪

孩子可能因过分扭动，血液流动受阻，身体失去平衡而跌倒。

◆ 倒立

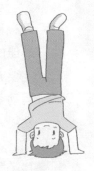

如果经常进行倒立或每次倒立时间过长，对大脑造成一定损伤。

◆ 碰碰车

孩子的肌肉、韧带、骨质和结缔组织等均未发育成熟，非常脆弱，受到强烈震动时容易造成扭伤和碰伤。10 岁以下儿童不宜玩碰碰车。

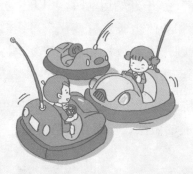

◆ "斗鸡"

这是一种容易伤害膝关节的游戏。

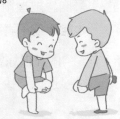

孩子运动建议

❶ 为孩子选择儿童专用的运动器材、防护用品，如骑车时使用头盔，轮滑时佩戴护膝和护肘等。这些儿童专用的器材和设备设计时会考虑到儿童身体特点，更柔软、安全。

❷ 孩子身体器官还未成熟，长时间的运动会对其造成伤害，运动量一定要适当，以孩子不疲倦为限。对于学龄前儿童来说，一次运动时间最好不要超过一个小时。

❸ 尊重孩子的个体差异，孩子的年龄越小，个体差异越大。只要差异在3个月以内，用游戏的方法每天坚持练习，一两个月之后孩子就有可能赶上平均水平，所以家长不必着急。

❹ 孩子运动不能操之过急，孩子的身体成长有一个固定的发展顺序。如抬头、坐、爬、站到走，前一项运动发展是后一项的基础，家长一味地追求快，孩子还不会爬就让学站、学走，往往适得其反。

❺ 运动锻炼游戏化、生活化。运动锻炼游戏化才能吸引孩子的兴趣。生活中，家长要减少包办代替，应放手让孩子尝试系鞋带、穿脱衣服等生活技能，这是锻炼孩子肌肉精细动作的最好机会。

❻ 孩子运动以兴趣培养为主，运动难度及运动量都应循序渐进，球类、舞蹈、游泳等运动能刺激神经系统发育和身体协调性和灵敏度发展，是比较适宜孩子的运动项目。举重、长跑等项目锻炼力量和肌肉，孩子不宜。

❼ 热身运动很重要。因此，在运动前，让孩子拉伸一下肌肉，活动一下关节，可保证运动的安全性，提升运动效果。

❽ 孩子参与的运动项目最好配位一个有经验的教练，他可以在训练孩子动作标准的同时，保障孩子的安全。

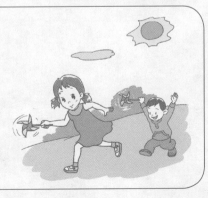

Part 4

平安成长
比成功更重要

孩子年龄小，对危险缺乏预见性和防护性，稍有不慎就有可能遭遇意外伤害，危及到健康。做好意外伤害防护和及时救助，保证孩子健康安全，是父母们对孩子最大的爱。

意外就在身边

　　孩子对事物新鲜、好奇，具有强烈的探索欲望，然而他们的身体控制力还不成熟，又缺乏足够的安全经验和防护意识，所以，面临危险或者潜在的危险时，他们往往会受到伤害。意外伤害对孩子健康的威胁不亚于许多严重疾病，甚至超过一般常见疾病对孩子健康的危害。如意外伤害造成残疾的话，影响更是终生性的，不仅影响孩子的一生，还会成为家庭的沉重负担，毁掉一个家庭的幸福和欢乐。除伤残、损伤外，意外伤害对孩子健康的直接危害是意外死亡。最新调查显示，意外伤害死亡已经成为儿童死亡的最大杀手！全世界每年有 100 多万 14 岁以下的儿童死于意外伤害。在我国意外伤害是 1 ~ 14 岁儿童的首位死亡原因，每 3 位死亡的儿童中就有一位是意外伤害所导致。每年有超过 50000 名儿童因意外伤害而死亡，即每天有近 150 名儿童因意外伤害而死亡。所以，面对意外伤害，家长丝毫马虎不得，必须清醒地认识到哪些潜在的危险会导致儿童意外伤害的发生。家长只有重视规避意外伤害，孩子才能健康平安一生。

孩子是容易发生意外伤害的人群

孩子危险意识差，不了解意外伤害的危险性和严重性，年龄越小自我保护能力越弱；孩子运动能力不完善，动作协调、平衡能力较差，易于发生意外伤害，而意外事故一旦发生，孩子往往又缺乏逃避能力；所以发生意外伤害时，孩子的严重程度往往超过成年人。下面是《世界预防儿童伤害报告》的数据。

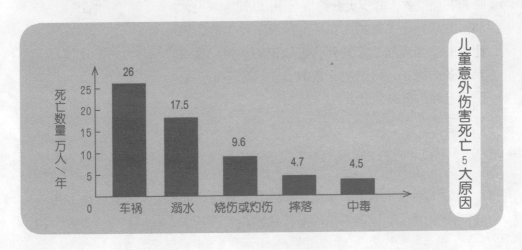

不同年龄孩子要特别防范的意外

年龄	意外种类	原因
新生儿及 3 个月以内的婴儿	窒息、烫伤	此时孩子活动能力差，不会翻身。喂奶方法不当，孩子吐奶时吸入气管，或者与母亲同睡孩子口鼻被堵都是窒息原因。冬季热水袋、电热毯保暖时温度过高且直接接触婴儿皮肤则是孩子烫伤的主要原因
婴儿期（0～1岁）	跌落、气管异物吸入、中毒	此时孩子会爬，可能从床上摔下造成颅脑损伤及其他外伤。孩子此时开始学吃食物，可能误食东西或气管吸入异物
幼儿期（1～3岁）	外伤、烧烫伤、溺水	1～3岁的幼儿会走了，初具行动能力，但他们动作的协调性差，逃避能力弱，骨折、脱臼等外伤和烧烫伤高发
学龄前期（4～6岁）	交通事故、外伤、中毒、触电、坠落伤以及烧伤	学龄前孩子活动能力增强，活动范围增大，求知欲强，好奇心重，玩耍时容易发生严重的意外伤害

防范意外伤害，安全意识不可少

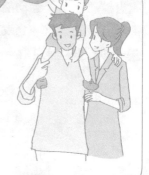

1 家长要提高安全意识，加强孩子安全监护

调查发现，孩子意外伤害多发生于家长、教师和其他监护人麻痹大意的情况下。以溺水来说，88% 的意外是在监护人在场的情况下发生的。因此家长加强预防儿童意外伤害知识的学习，重视对孩子的保护，时刻把儿童的安危放在心上，是防止意外伤害的最有效方式。

2 对孩子进行安全教育，提高孩子自我保护意识和能力

成人对孩子的保护毕竟是有限的，对幼儿进行安全教育，提高其自我保护能力，才能有效的降低意外发生几率。

3 加强训练，提高孩子意外发生时的逃避能力

实际生活中可以看到，许多活动被严格限制、事事被代劳的孩子，往往缺乏防范危险事物的实践机会，相对来讲更容易受伤。所以要避免意外伤害，必须加强孩子体能训练，增加他们的平衡力、反应敏捷度和灵活性，并且让孩子通过"自己的事自己做"来锻炼自我保护能力。

4 培养孩子养成良好的生活习惯，能减少意外伤害的发生

良好的行为习惯会使孩子减少伤害。例如，养成良好的吃饭习惯，不边玩边吃，能避免气管进异物；遵守交通规则，能避免被来往车辆碰撞；等等。

Tip：

意外伤害发生时，不能自我保护，就可能受到伤害；不会求救就无法得到救援；不知逃生，就会错过生存机会。

扫除家里 "雷区"，织就健康安全网

意外伤害是儿童死亡的第一杀手，意外伤害可以发生在任何场所，而且往往发生在大家认为安全的时候。实际上，有相当一部分意外伤害是在家中发生的。孩子年龄越小，意外伤害发生在家庭内的比例越大。国内有关调查表明，5 岁以下儿童意外伤害和意外死亡，一半以上是发生在家庭内或家庭周围的场所。因此，父母与其等到出了问题再回过头来后悔、内疚，不如事先揪出隐藏在家中的安全隐患，彻底堵死危险陷阱。

意外伤害发生地统计图

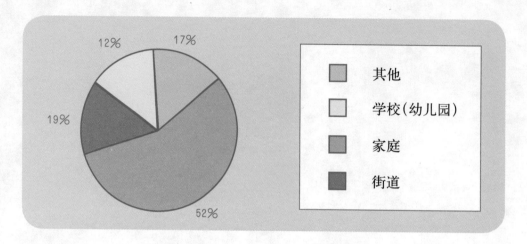

- 12%
- 17%
- 19%
- 52%

图例：
- 其他
- 学校（幼儿园）
- 家庭
- 街道

家里雷区及改造

● 雷区1：桌角、柜子角

危险因素：茶几、桌子、柜子等的尖锐角对学爬或学走路的孩子来说就是潜在的危险，孩子不小心碰到，轻则红肿，重则流血！

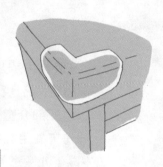

安全改造：将所有的桌角或柜子角套上角套，或用海绵、布等包起来。

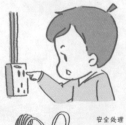

● 雷区2：电插座

危险因素：孩子对什么都感到新奇，如果他用小手伸进插孔，就可能触电。

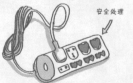

安全处理

安全改造：不用的插座用防护盖封好，或将电插座置于孩子够不到的地方，同时告诉孩子手伸进插孔会触电。

● 雷区3：药品

危险因素：孩子误食了药品可能中毒。

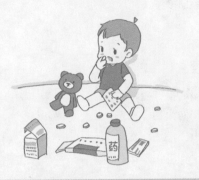

安全改造：药品要锁在孩子看不到也够不着的抽屉和柜子里。且不用废弃的瓶子存放其他药物，如存放，必须要标识。

● 雷区4：镜子、玻璃杯等易碎品

危险因素：镜子、玻璃杯等易碎品碰碎，碎渣可能会划破孩子皮肤。

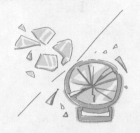

安全改造：大面的镜子要固定好，小面镜子和玻璃杯放在孩子不易拿到的柜子里，千万不要放在有桌布的桌子上，以免孩子拉扯桌布时一起拉下来，摔碎，划伤孩子。

● 雷区5：窗户、阳台

危险因素：窗口、阳台是孩子最容易发生跌落意外之处，调查显示，孩子年龄越小，越容易因跌落而受伤，而一旦高处跌落有可能造成生命危险！

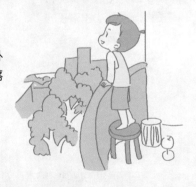

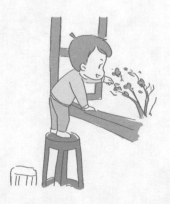

安全改造：将窗户、阳台加上护栏；栏杆要足够高，不易孩子攀爬；栏杆间的宽度要不易孩子钻出；窗户、阳台边别放孩子容易攀爬的桌子、凳子等家具。

● 雷区 6：玩具

危险因素：玩具是孩子成长不可或缺的陪伴，但不论哪个年龄段的孩子玩玩具都要注意安全。

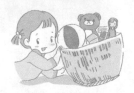

安全改造：

❶ 选择玩具的材质和油漆要绿色环保。

❷ 玩具上装饰的珠子扣子要钉牢，以免被孩子误食引起窒息。

❸ 经常清洗消毒玩具。

❹ 不选有尖锐角或锐利边角的玩具和小于孩子的拳头大小的玩具。

● 雷区 7：床

危险因素：孩子可能从床上跌落，床上用品可能窒息孩子。

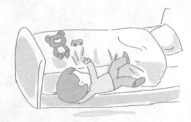

安全改造：

❶ 床的围栏间隔不大于 6 厘米，以免孩子头卡在围栏之间。

❷ 不能把新生儿单独放在柔软而过于蓬松的床上用品上，床垫要适合孩子的尺寸，床单边紧紧地塞在床垫下，去除可能缠绕孩子的绳带，以免妨碍婴儿呼吸。

❸ 定期检查床的支撑系统和接合处，婴儿床床栏一定要高于 600 毫米，以免孩子跌落。

❹ 床表面要光滑，不会划破孩子皮肤。

● 雷区 8：厨房

危险因素：厨房里的煤气、热水、刀、火和食品加工电器等厨具，即使是成年人操作，也存在安全风险，更别提年龄小的孩子了。

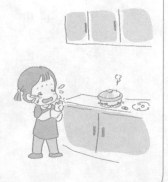

安全改造：孩子未满 3 岁以前，应尽量避免让孩子进入厨房。孩子 3 岁后家长可以让孩子学习做家务，但在他熟练使用各种厨具之前，家长必须陪护在孩子身边。

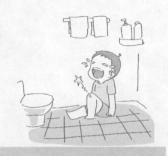

● 雷区 9：卫生间

危险因素：卫生间水很多，孩子的意外多与水有关，热水可能有烫伤，浴缸、马桶水可能溺水，地上的水导致滑倒磕碰、受潮漏电，另外爸爸的剃须刀和卫生间清洁用品都有可能成为孩子的安全隐患。

安全改造：

① 浴缸里不存水，随手关上浴室的门。

② 清洁物品放置在孩子够不着的地方。

③ 卫生间地面使用防滑瓷砖，加装防滑垫，安全把手。地面有水及时擦干净。

④ 卫生间的电源开关、插座和电器使用防水保护装置，电器用完及时切断电源。

⑤ 给孩子洗澡时要养成先放冷水再兑热水的习惯。

● 雷区 10：气球、塑料薄膜、塑料袋

危险因素：气球、塑料薄膜、塑料袋等类似的物品很容易引起孩子窒息。

安全改造：把这些东西收拾好，放在孩子够不到的地方。

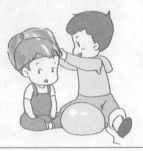

家居用品安全 5S 原则

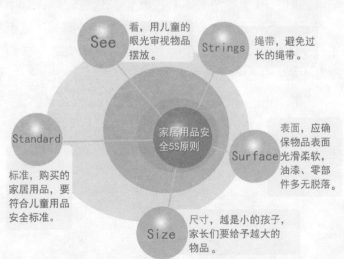

See 看，用儿童的眼光审视物品摆放。

Strings 绳带，避免过长的绳带。

家居用品安全5S原则

Standard 标准，购买的家居用品，要符合儿童用品安全标准。

Surface 表面，应确保物品表面光滑柔软，油漆、零部件多无脱落。

Size 尺寸，越是小的孩子，家长们要给予越大的物品。

亡羊补牢：常见的儿童意外伤害应急处理

　　当意外发生时，悲痛欲绝的父母们总是不停地忏悔，把千错万错都怪到自己头上，但往往于事无补。在随时发生的意外伤害面前，提高防范儿童意外伤害意识，掌握意外防范方法能有效降低伤害的发生，而意外伤害应急处理方法则是降低伤害程度和及时自救不可缺少的。据报道：孩子吃果冻时，不小心把果冻吸进气管，危急时刻，急中生智的爸爸捏着孩子的鼻子，嘴对嘴地吸出果冻……从而挽回了孩子的生命。所以说学习并掌握常见的意外伤害应急处理方法是家长给孩子准备的救生圈。

气管异物

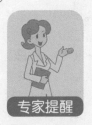

专家提醒

由于孩子喉头保护性反射不全，加上哭闹、玩玩具不注意，特别容易将花生米、瓜子、纽扣等小物件异物吸入气管。异物堵塞气管会引起窒息，甚至死亡。一旦发生异物进入气管，家长要立即用以下方法处理，未奏效时，应分秒必争尽快将孩子送医院，如呼吸停止应给予口对口人工呼吸。

● 应急处理

拍背法

让孩子头朝下趴在家长膝盖上，托其胸，拍其背部，使孩子咯出异物。如孩子小可让其倒立。

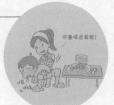

催吐法

用手指伸进孩子口腔，刺激舌根催吐，这种方法适用于较靠近喉部的气管异物。

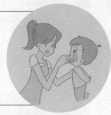

迫挤胃部法

抱住孩子腰部，家长用双手食指、中指、无名指顶压其上腹部，用力向后上方挤压，压后放松，重复而有节奏进行，以形成冲击气流，把异物冲出。

● 家长预防对策

别让孩子吃东西时玩、闹、笑、奔跑、讲话，告诉孩子异物进入气管的严重后果，让孩子别把花生豆、纽扣、果核等小粒物品放在嘴里玩或塞到鼻子里。

高处跌落

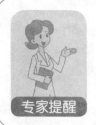

专家提醒

在所有的儿童意外伤害中，高处跌伤是发生率最高的伤害，男童的发生率是女童的 3 倍。

● 应急处理

快速取出高处跌落孩子身上的硬物和各种用具，解开衣领扣，将其身体平移到担架或硬板上，平稳快速送往医院，切勿抱起孩子或抬起身体的一侧。

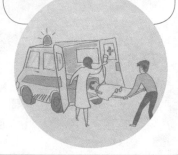

● 家长预防对策

家中有孩子应封闭阳台、门窗；患有高血压、低血糖等易晕厥的成年人，抱孩子时别站在窗户、阳台边；不让孩子独自坐在餐桌、床和椅子上等可能导致跌落的高处；门窗、阳台不放孩子容易攀爬的梯子、椅子。

动物咬伤

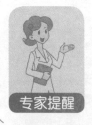

专家提醒

年龄越小的孩子越喜欢和狗、猫等宠物亲近，但又不懂如何与之安全相处，被动物咬伤的较多。

● 应急处理

立即用肥皂水或清水冲洗创面，将被污染的血挤出体外，然后去医院注射狂犬疫苗。

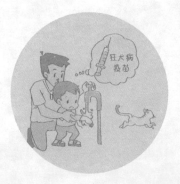

● 家长预防对策

养狗家庭应按时进行狂犬病毒预防接种；告诉孩子不要随便伸手抚摸猫狗身体，不要玩弄、激怒宠物。

擦伤

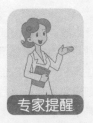

专家提醒

当孩子不小心擦伤后，家长要及时处理，否则可能会引起感染。如果擦伤面积大、伤口深，伤口上沾有无法自行清洗掉的沙粒、脏物，或受伤位置重要（如脸部），父母应及时带孩子去医院处理，并注射破伤风针剂。

● 应急处理

面积较小、很浅的伤口，清洁创面后可用红药水涂伤口再用干净消毒纱布包扎好。

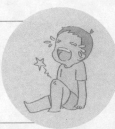

● 家长预防对策

不要让孩子玩没有保护的运动器械；运动时给孩子穿运动鞋和宽松的运动长裤；孩子滑冰时给他戴上头盔、护膝、护肘等护具。

扭伤

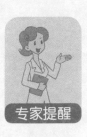

专家提醒

孩子天生顽皮，平衡能力差，活动量大，一不小心，就容易发生急性扭伤，扭伤的部位以关节为多见。关节扭伤时不能即刻按摩或热敷，按摩或热敷会加重扭伤处局部红肿。扭伤常常伴有骨折和关节脱位，如孩子疼痛日渐加重，应去医院就诊。

● 应急处理

扭伤早期将伤处垫高，冷敷，避免伤处活动，可减轻肿胀，伤后48小时内，只能冰敷。同时用绷带包扎压迫扭伤部位，保护和固定受伤关节，减轻肿胀。

● 家长预防对策

孩子运动时让他穿上合脚的运动鞋和棉袜，运动前要做热身准备运动，让孩子运动适量，运动中注意休息。

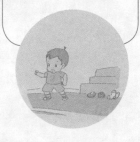

切割伤、刺伤、挤压伤

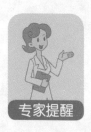

专家提醒

孩子生性活泼好动，生活中被针刺伤，碎玻璃或小刀割伤，石块、门窗等压伤，非常常见。如果家长缺乏基本的急救常识而处理不当，会让孩子受伤的后果更加严重。

● 家长预防对策

家中常用而又容易造成孩子切割伤的刀、剪刀等用具要妥善保管；给较大孩子示范如何正确使用小刀和剪刀；告诫孩子手拿易碎或尖锐的物品如筷子、铅笔和剪刀时绝对不要奔跑。家中的门要用"门吸"固定好，以防止门突然关闭时夹伤孩子；打碎的玻璃、瓶子、碗等别让孩子用手拿。

● 应急处理

孩子受伤后，轻微出血者可先用酒精消毒，然后用创可贴贴住伤口。若伤口出血较多，则应紧急止血。首先将伤口高于心脏平面，然后用干净布（最好是消毒敷料）覆盖于创口上，用手施加适当压力以利于止血，加压包扎后，尽快去医院处理。

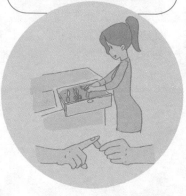

误服药物

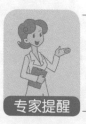

专家提醒

孩子误服药物危害很大，家长的防范意识和防范措施才是最有效的对抗孩子误服药物的手段。

● 家长预防对策

每次用完药都得收好，将药品放在孩子够不到的地方，平时要告诉孩子误食药品的危险。

烫烧伤

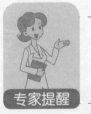

烧烫伤在儿童早期发生率最高，也是导致终身残疾的主要因素，往往给孩子的未来工作，生活带来心理障碍和负担。

● 应急处理

小面积的烫伤，可以自己在家处理，先脱离热源，然后采用清洁凉水冲洗降温，若大面积严重烧伤，应立即就近入院治疗，切忌乱用外涂药物涂抹创面。

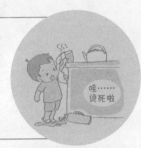

● 家长预防对策

家庭里发生的烫伤多发于烧伤，厨房是孩子烧伤和烫伤发生的主要场所，孩子被开水、稀饭等烫伤的事时有发生。所以在烧饭、烧水时，家长要留心身边的孩子；热水瓶，装热水、热汤的碗要放在孩子不易拿到的地方，不要把热的食物或者开水放在桌子边缘，防止不小心碰倒，洒在孩子身上；选择有防护的加热器；保管好火柴、打火机。

● 应急处理

孩子误服药物后，应尽快弄清何时服用、误服了什么药物和大致剂量，以便就医时提供情况。如果吃下的药物剂量过大又有毒性，首先应立即用手指刺激孩子舌根催吐，然后再喝大量茶水、肥皂水反复催吐，催吐后让孩子喝几杯牛奶和 3～5 枚生鸡蛋清养胃解毒；如果误服腐蚀性药物（如碘酒），应马上喝米汤、面汤等含淀粉液体；若为强酸，应立即服肥皂水、生蛋清，以保护胃黏膜。在家简单处理后应立即去医院。

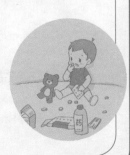

骨折

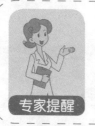

专家提醒

　　孩子的骨质比较软，还没有发育好，又好动，防护不够时就容易发生骨折。如果孩子因户外活动摔伤，出现肿胀、疼痛、活动受限等情况，即可能发生了骨折。若现场有条件的，可用书本、木板等进行简单的固定，然后迅速送往医院检查、治疗。切忌按揉肿胀部位，以防加重损伤。

● 家长预防对策

合理运动：多带孩子进行户外有氧运动，通过阳光，可促进身体钙质转换和吸收；调控饮食：减少脂肪等高热量食物的摄入，别让孩子过胖，否则容易增加骨折的概率。

溺水

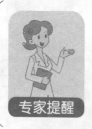

专家提醒

　　一旦孩子发生溺水，应分秒必争地进行抢救，一定要注意现场抢救或者边抢救边转送，千万不要只注重送往医院，而不进行现场急救，而贻误抢救的关键时机。

● 家长预防对策

4 岁以下孩子在浴缸、游泳池、河、湖、海边时，家长视线都不能离开。家里浴缸里的水及时清空。孩子 4 岁后可教他游泳，但告诉孩子没有成人陪伴时不能单独游泳。乘船时让孩子佩戴救生设备。冬季不要让孩子在冰上步行、滑冰。

● 应急处理

怀疑孩子骨折时，要尽量减少过多地搬动孩子。移动受伤处时动作要轻柔。如果伤处肿胀较重，可剪开衣物，以减轻疼痛、防止肢体缺血性坏死。如伤口出血，用绷带压迫包扎止血。若骨折端已截出创口并污染，不要擅自复位，以免将污物带进伤口深处。然后尽快去医院诊治。

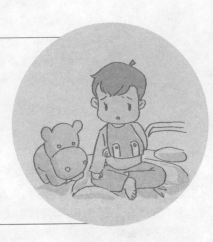

● 应急处理

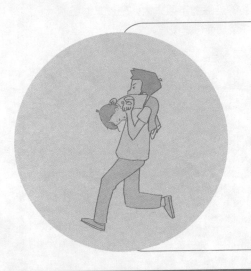

救助时可将溺水孩子的腹部置于自己的肩部，扛着孩子，让孩子头在前，足在后，快步奔跑，借跑步的颤动，让溺水孩子呼吸道内的积水迅速排出。若孩子尚有心跳呼吸，应立即撬开口腔，清除口鼻部的淤泥、烂草、呕吐物等，将孩子的下颌微向上抬，以保持呼吸道通畅；若患儿呼吸、心跳停止，应立即进行人工呼吸和胸外心脏按压。抢救溺水孩子同时一定要迅速护送孩子到就近的医院继续进行抢救治疗。

呛奶

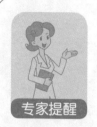

专家提醒

呛奶现象通常在孩子1岁之前发生，这时孩子咽喉软骨发育尚未成熟，控制力不好，容易发生呛奶。发生呕吐，应迅速将孩子脸侧向一边，以免吐出物向后流入咽喉及气管。孩子呛奶后即使呼吸顺畅，也要想办法让他哭一下，以观察哭时呼吸道有无异常（如声音变调微弱、吸气困难、严重胸凹陷等），如果孩子哭声洪亮，中气十足、脸色红润，则无大碍。否则即送医院。对发生过呛奶的孩子，更应严密观察，或请医生指导喂哺。

● 应急处理

孩子呛奶时用手帕缠住手指伸入口腔中，直至咽喉，将吐、溢出的奶水食物快速清理出来，以保持呼吸道顺畅，然后用小棉棒清理鼻孔。如孩子呛奶后，憋气不呼吸或脸色变暗，可能吐出物已进入气管，应立即使其俯卧在大人膝上或床上，用力拍打背部四五次，使其咳出。如果无效，马上夹或捏刺激脚底，使孩子因疼痛而哭，加大呼吸，增加肺吸氧量，同时立即带孩子去医院检查。

● 家长预防对策

控制奶流速度： 母乳量多时，用手指轻压乳晕，减缓奶水的流出。人工喂乳的奶嘴孔不可太大，倒过来时奶水应成滴而不是成线流出。

注意喂奶时机： 不在孩子哭泣或笑时喂奶；也别等孩子很饿才喂奶，要不孩子容易吃得太急而呛奶；另外强迫喂奶也容易呛奶。

喂奶姿势： 母乳喂养，孩子应斜躺在妈妈怀里（上半身成30°～45°），人工喂养孩子应奶瓶底高于奶嘴，防止空气吸入。

注意观察孩子吃奶表情： 妈妈的乳房不可堵住孩子鼻孔，若孩子的嘴角溢出奶水或口鼻周围变色发青，应立即停止喂奶。

拍背排气： 喂完奶后，将孩子直立抱在肩头，轻拍其背部直到听到打嗝声，再放孩子在床上，但喝奶后不要立即让孩子平躺，应侧躺。

性保护，男孩女孩都需要

　　虽然很多父母都根本不相信儿童性侵犯这种遭遇会与自己有什么关系，但世界是复杂的，现实生活中儿童性侵犯已不是个陌生的词汇，离我们的生活也没有想象中那么遥远。为了孩子有一个阳光灿烂的童年，父母首先要了解儿童性侵犯的知识和有效的保护措施，其次由于性侵犯会在很小的孩子身上发生，因此从孩子3岁起，父母就应该让孩子了解一些简单易行又不会吓着孩子的自我保护方法，提高他们的自我保护能力。

儿童性侵犯案件的特征

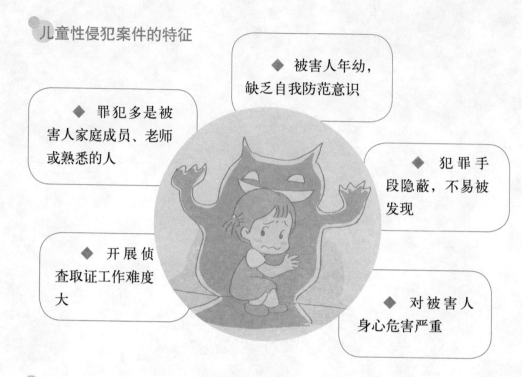

◆ 被害人年幼，缺乏自我防范意识

◆ 罪犯多是被害人家庭成员、老师或熟悉的人

◆ 犯罪手段隐蔽，不易被发现

◆ 开展侦查取证工作难度大

◆ 对被害人身心危害严重

儿童性侵犯的九大误解

❶ 只有陌生人才会做出性侵犯的行为。

很多项调查均证实：75% ~ 90% 的受害孩子是被认识和信任的人所侵犯。

❷ 儿童性侵害犯罪者都是男性。

对 6 岁以下儿童进行性侵犯的案例中，女性占了 12%。

❸ 男孩不需防范性侵犯

据美国调查资料显示：18 岁以前，每 4 个女孩中便有 1 个遭受性侵犯；每 10 个男孩中也有 1 个。而目前国家现行法律有空缺，如果男孩被强奸，法律会按猥亵罪论处，判 3 ~ 5 年有期徒刑；如果女孩被强奸，罪犯最高可被判死刑。

❹ 心理治疗会导致孩子再受刺激，时间可以治愈一切。

父母若放弃专业机构对孩子的治疗，则可能让问题埋在深处，发酵酝酿，不仅对个人造成影响，甚至对整个家庭和下一代都有影响。

❺ 儿童性侵害犯罪一般是在晚上。

白天同样危险，家中、公车、公园、兴趣班、运动场、幼儿园、夏令营都可能发生侵犯。

❻ 父母通常是第一个得知性侵害的人。

大部分父母是从别的渠道知道自己孩子的遭遇，如从老师、邻居处得知。

❼ 儿童性侵害罪犯有相似特征，容易被分辨。

儿童性侵害罪犯包括各族群、社会教育地位、职业年龄，没有固定的特征。

❽ 害羞、畏缩及智障的孩子是主要受害者。

活泼、聪明的孩子一样也是可能的侵害对象。

❾ 只有对儿童的身体作出接触的侵犯才是儿童性侵犯。

性侵犯指一切通过武力、欺骗、讨好、物质诱惑或其他方式，引导儿童性接触，以求达到侵犯者性满足的行为。向儿童露体，吩咐儿童露体，勉强儿童观看色情录影带、拍裸照等虽然没有身体接触，但均是性侵犯。

容易受到性侵犯孩子的特征

◆ 比较友善、容易亲近、对别人的要求言听计从。

◆ 容易受物质吸引或引诱的孩子，如金钱、玩具、食物等。

◆ 缺乏感情呵护、被疏忽的孩子。

◆ 年纪较小，不太懂得"性"或身体自主权，不能察觉或意识对方的侵害行为。

父母保护和补救是孩子最大的依靠

　　父母有责任保护孩子，防止孩子受到任何伤害，为此作为父母应该给孩子选择一个安全的环境。不论是幼儿园、学校、兴趣班还是夏令营，都要了解它们的背景、口碑、组织者及相应的各种安全措施，确保孩子不会受到性骚扰。日常生活中要注意留心观察孩子。一般孩子受到性侵犯后通常不会主动告诉父母，但是在言谈中会有反应，比如他们会说："我不想去 ×× 班！"或者是"我不喜欢 ××。"这个时候家长不要立刻反对孩子，可以引导她说出理由。另外如果孩子开始用一些有关性的词汇，或是作出一些与年龄不符的和性有关的行为，家长也要找机会详细了解。

　　如果孩子说出自己受到骚扰的经历，家长要保持冷静，尽量让孩子把事情说清楚。要相信孩子。不要表现出悲伤或者其他过激情绪，那样会让孩子感到害怕。研究发现，遭遇过性侵犯的儿童通常不愿意泄露秘密，一方面是因为他们觉得别人不会相信他们，另一方面他们对于"揭发"大人感到很不自在。孩子被性骚扰或性侵犯时，父母的疼爱和支持非常关键，作为父母一定要坚持一个原则，就是尽力保护好孩子，不要让孩子的身心再受到伤害。要安慰孩子，让她（他）明白这不是她（他）的过错，是伤害她（他）的那个人犯了错。然后，要尽快到当地的公安机关报案。

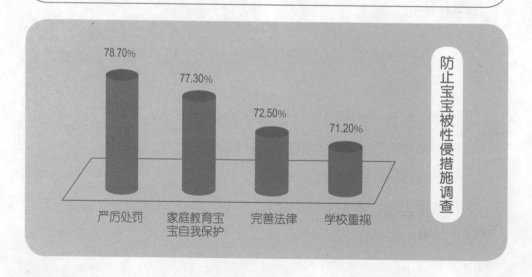

防止宝宝被性侵措施调查

- 严厉处罚 78.70%
- 家庭教育宝宝自我保护 77.30%
- 完善法律 72.50%
- 学校重视 71.20%

提高孩子自我保护意识，主动防范性侵犯

提前告诫孩子

❶ 内衣遮挡的身体部分是自己的隐私，任何人都不能触摸或看这些隐私部位。只有妈妈或者爸爸帮助洗澡的时候，或者值得信任的医生检查身体的时候例外。

❷ 如果不愿意，没有人可以亲或抱她（他）。为此父母不能总是告诉孩子，别人对她（他）做出抱和亲等亲昵动作都是因为喜欢她（他），那可能会在不知不觉中让孩子丧失了自我保护的意识。

● 设定与人相处边界

　　在相当比例的儿童性侵犯案件中，被害孩子往往与罪犯彼此认识。所以教育孩子尊重大人的同时，必须告诉孩子，任何人，包括老师、邻居、父母的朋友或他认识、熟悉的人，让她（他）做某些令她（他）不愉快的事情，她（他）都可以拒绝。而且不论是成年人或是比她（他）大的孩子都没有权利让她（他）保守秘密——如果有人这么要求她（他），必须立刻告诉家长。

> Tip：
>
> 　　培养孩子自我保护意识时，要根据孩子的年龄，采用相应的方法，才能使孩子易理解又不会被吓到。比如孩子5岁前，最好不要使用"性侵犯"或者"性骚扰"等专用名词，可以把有人试图触摸他身体的隐私部位的情况归为欺侮，然后跟孩子说，喜欢偷看或是触摸别人隐私部位的人和骂人、打人一样是欺侮别人。

● 教会孩子求助方法

　　家长可教给孩子一些在遇到危险时的具体求助方法，如可向人群多的地方靠拢、打求救电话、大声呼救等，还有可以打碎玻璃、破坏家具去逃生，不与陌生人说话，不喝陌生人给的饮料或食品，遇到危险自己可以先跑等具体对策。

● 制定家庭规则

　　家长要规定一些孩子必须遵守的家庭规则，比如：规定孩子外出时间，尽量不让孩子单独外出，外出时，必须要与家长保持联系，不允许在外夜宿，不随便接受别人的礼物等。

孩子应该知道的安全常识

　　生活中时时处处都存在着安全隐患，家长不可能一辈子陪在孩子身边，不让孩子学习和动手参与用电、火、刀、过马路等生活实践，可能是最不安全的。因为孩子不碰刀，永远也学不会用刀。所以希望孩子远离伤害，安全成长，就要尽早对孩子进行安全教育，让孩子有安全防范常识，具备自我保护能力，这才是对孩子真正的关心和爱！

求助报警打110

当孩子1岁之后，家长就要告诉孩子各种特殊电话的用途，并教孩子学会打求助电话。

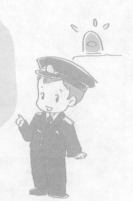

110报警求助
119火警
120医院急救

> Tip：
>
> 打特殊电话时要说清地点和事情。

将陌生人拒之门外

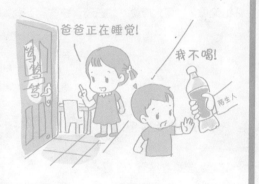

① 不轻信陌生人。如果家长不在身边，有陌生人前来领，或带你去玩，或带你去找爸爸妈妈时，不要相信陌生人的话。

② 不吃陌生人的东西；不跟陌生人走。如果遇到陌生人硬拉，要大声叫喊周围的叔叔阿姨。

③ 记熟自己家的住址、父母的姓名、工作单位和电话号码，但不要轻易告诉陌生人。

④ 如果遇到陌生人跟踪，应跑到就近的商店求救，也可以找警察帮助，或者随便找一户人家，在门口假装大声叫："爸、妈，我回来了"，坏人就会吓跑了。

小测试

"有一天，你独自在家时，门铃响了，要不要开门？"

9岁以上的孩子请回答：

A. 开门看看。

B. 先不开门，问是谁，如果认识，再让他进来。

C. 待在家中不说话。

选 A 最危险。等在外边的可能是坏人。

选 B 也不安全。外边的人就会知道家里只有你一个小孩。即使是认识的人，让他进来也不行，认识的人中也可能有坏人。何况大人不在，他进来也没有必要。

选 C 正确。但如果外边的人以为家里没人而强行撬门时，马上打"110"报警，或打电话给父母，也可大声说："爸爸，快醒醒，有人敲门！"还可以到阳台上大声呼喊。

安全过马路

❶ 不能在马路上停留或玩耍。

❷ 过马路要看红绿灯，红灯停、绿灯行，并且要前后左右看看。

❸ 认识人行横道线，过马路要走人行横道线，走路要走人行道。

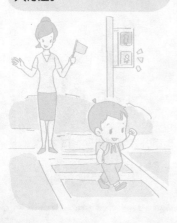

安全户外活动

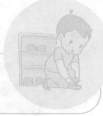

❶ 户外活动前衣着整齐，衣服束在裤子里，并系紧鞋带，以防摔跤。

❷ 拥挤、有坑洞、潮湿等场地不去。

❸ 游戏中不可藏入无人照顾的洞、孔等地。

❹ 游戏中勿推挤、拉扯、互丢东西。

❺ 不可将绳子套住脖子。

❻ 上下楼梯时靠右走，不要推搡前面的小朋友。

❼ 攀爬时，双手抓紧之后，再移动脚，同时不能推正在攀爬的小朋友。

❽ 不能随便将采摘的花、草、果子放入口内。

在公共场所走失

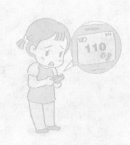

❶ 不要慌张、哭泣，在与爸爸妈妈最后分手的原地等待。

❷ 去商场，要告诉孩子商场服务台的位置，可以求助服务台的工作人员。如果在路上可向最近处的警察求助，如果无法找到警察可以请最近处的报摊主人打110求助。

❸ 不要漫无目的地在商场内乱跑，更不要随便找一个人帮忙。

❹ 不要离开走失地、商场或马路，不要跟陌生人走。

安全标识

禁止进入

圆圈当中有一根粗粗的红色斜杠，被红色斜杠叉掉的场景是绝对禁止的。

禁止饮用

禁止烟火

禁止攀登

警告标志为黄色底的三角形，三角形里面标绘的图案，就是你要当心的事情。父母应该时时用画片帮助孩子"温习"各种标识。

当心火车

当心中毒

当心触电

避险处

当心伤手

当心火灾

注意安全

紧急出口

安全乘车

现在越来越多的家庭拥有汽车，汽车给生活带来很大的便利，但是由于很多家庭对"儿童乘车安全"缺乏最基本的认识，使得孩子成为交通事故中最易受伤的群体。据统计，交通事故已经成为 14 岁以下儿童死亡的主因……我国每年有超过 1.85 万名 14 岁以下儿童死于交通事故，死亡率是欧洲的 2.5 倍、美国的 2.6 倍。撞车事故中，没有安全带约束的儿童受伤害的几率比系安全带的要高 4 倍以上。所以，为了孩子的健康，家长不仅应该自己熟悉掌握儿童乘车安全知识，还要教给孩子。

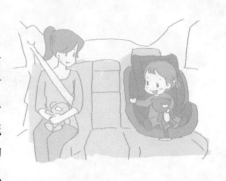

● 安全乘车须知

❶ 孩子应坐在后排的儿童安全座椅上。急刹车或转弯等突发情况时，如果孩子没有坐在儿童安全座椅上，很容易从后排座椅上滑落、撞向前座靠背。绝对禁止将儿童随意放在车座位上。

❷ 不要让儿童绑成人安全带。为成人设计的安全带，并不适合孩子，可能绑太松，起不到任何防护作用，也可能绑太紧，车祸发生时勒伤宝宝颈部，更无法避免对腰部的挤压。

❸ 孩子不能坐在副驾驶位置。副驾驶位置是车内最不安全的位置，而且紧急情况安全气囊打开，不仅保护不了宝宝，反而可能伤到宝宝。

❹ 不能把孩子独自留在车内。这是因为当夏天时，宝宝会因车内闷热而导致脱水或窒息死亡。好奇的宝宝，也有可能触动汽车的一些开关而导致危险。

● 购买儿童安全座椅的注意事项

◆ 按孩子年龄、身高、体重综合考虑，选择最适合孩子的儿童安全座椅

1 岁以下婴儿，采用后向乘坐设计。

1 岁以上孩子，采用前向式安全座椅。

4 ~ 12 岁的儿童除了选择儿童座椅外，也可以选择儿童安全坐垫。

◆ 选易安装、牢固性好的儿童安全ọ 座椅。购买之前，一定要了解自己的汽车有没有相应的接口、是什么类型的接口。

◆ 选口碑好、大厂家生产、有许可证号码的。没有许可证号码，说明该座椅没有经过安全碰撞测试。

◆ 产品、材质、检验等级要符合国家强制性的标准 GB 27887–2011 认证。

⑤ 家长不能抱着孩子乘车。无论家长抱着孩子坐在副驾驶的位置还是坐在后排，都是不安全的。

⑥ 不要在乘车时逗引孩子。因为在孩子开心时，其分泌的唾液会因汽车颠簸而呛入气管，引发危险。

⑦ 不要让孩子乘车时吃东西或饮水以免食物进入气管而窒息。

⑧ 不要让孩子乘车时玩尖利玩具或在车内悬挂过多玩具。以免汽车急刹或颠簸时玩具会伤到孩子。

⑨ 不要让孩子把头、手探出车。以免错车或超车意外和汽车电动车窗自动关闭时夹伤。

⑩ 不要让年龄小的孩子自己上下车。孩子年龄小力气小，如果车门回弹，可能撞伤。另外，打开车门时，孩子不易注意到往来的车辆。

Part 5

若要小·儿安，
预防是关键

　　人吃五谷杂粮，生病是一件不可避免的事。预防胜于治疗，与其孩子病后去求医，不如病前早预防。要为孩子营造一个健康的成长环境。日常生活中父母一方面要注意常见疾病的预防，最大程度上减少孩子生病的次数；另一方面，应多了解掌握一些孩子常见疾病家庭处理方法。合理有效的治疗，是疾病尽快痊愈的前提。

孩子常见病家庭识别与应对

　　作为父母，最担心的就是孩子生病。孩子生病时，父母又着急又揪心，恨不得能替孩子承受病痛。孩子身体正在发育，机体各方面功能还有待完善，对疾病抵抗力弱，容易得病，而且一旦得病病情发展迅速，症状较严重。虽然孩子生命力旺盛，绝大多数时候可以很快康复，但孩子患病与成人患病，不管是症状、治疗还是家庭护理等方面，都有很多不同之处。生活中父母如果学会辨认孩子常见病，了解常见病的预防措施及家庭救治和护理方法，发现问题及时处理；那么不但能缩短病程，减轻症状，还能帮助生病孩子得到恰当的治疗，尽快恢复健康，这对呵护孩子健康不可缺少。

新生儿黄疸

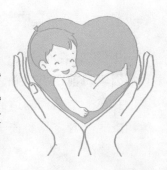

刚出生没几天的孩子忽然皮肤发黄，这是新生儿期常见的现象，称为"新生儿黄疸"。新生儿黄疸包括生理性和病理性两种。绝大多数生理性黄疸可在家自行护理，而病理性黄疸必须去医院。

● 生理性黄疸症状

皮肤发黄。通常呈现似柠檬样的淡淡的黄色，多分布在面部和躯干部位。

皮肤

眼睛发黄。眼睛巩膜（俗称白眼球）也有不同程度的发黄。

眼睛

大便发黄。处在生理性黄疸期的孩子，有时大便颜色也是黄的。

大便

小便发黄。小便也会有一定程度的发黄，但不会污染尿布，能洗掉。

小便

● 发生生理性黄疸的原因

新生儿红细胞很多但肝胆发育还不完善，血液中的胆红素无法清除而滞留从而引起生理性黄疸。大部分新生儿在出生后2～3天开始发黄，一般4～5天发黄达到高峰，7～14天自行消退，早产儿可能会延迟至3～4个月才会完全消退。

发生生理性黄疸时，孩子并没有任何不适的感觉，也没有异常症状，不需要治疗，耐心等待自然消退就可以了。

● 新生儿生理性黄疸护理三要点

❶ 给孩子多晒太阳

❷ 观察孩子皮肤颜色

❸ 注意孩子大便颜色

如果发现孩子大便发灰白或颜色越来越淡的同时，孩子皮肤变黄，必须立即去医院。

● 母乳性黄疸护理两要点

　　由于吃母乳而导致的新生儿黄疸称为"母乳性黄疸"，致病因素目前还不明确。早发型一般在出生后一周末时出现，并在一个星期内达到顶峰，安全消退的时间较长，可数周或3个月。只要孩子能吃能睡一切正常，母乳性黄疸便不需要治疗。

◆ 分情况停喂母乳：当抽血化验显示新生儿血清胆红素高达256.5μmol/L（15mg/dl）以上时，最好停喂母乳改人工喂养3～5天。如果发现胆红素下降50%以上，且排除了肝、脾异常并没贫血症状者，则可继续喂养母乳。如果血清胆红素值不太高，可以继续母乳喂养，但宜减少喂奶量而增加喂奶次数。

◆ 与护理生理性黄疸一样：应该多让孩子晒太阳，留心观察大便的颜色和孩子的精神状态，发现异常要及时就诊。

Tip：

　　若黄疸现象持续14天仍未消退，最好到医院请医生诊断。医生通常会进行抽血检查，检测是否仅仅胆红素过高，排除肝胆性疾病的可能性。

验血

● 病理性黄疸　　简单来说，只要超过生理性黄疸的范围就是病理性黄疸。和生理性黄疸不同，病理性黄疸出现得非常早，在出生后一两天内就会出现，而且迅速加重，2～3周仍不会消退，或者消退后又反弹并加重。

病理性黄疸症状

◆ 皮肤严重发黄。患病孩子皮肤颜色非常黄，往往呈现橘黄色或金黄色，而且不仅是头部和躯干，连四肢甚至手心脚心都发黄。

◆ 孩子眼睛严重发黄，眼睛的巩膜颜色也是很重的黄色。

◆ 大便颜色灰白，小便严重发黄。小便的颜色不仅很黄，而且会污染尿布，不易洗掉。

◆ 有异常症状。孩子会出现无精神、嗜睡、呕吐、拒奶、腹泻等症状，严重时有发热、尖叫、抽风和双眼凝视一个方向等症状。

Tip：病理性黄疸需要立刻治疗

黄疸是从头开始黄，从脚开始退，而眼睛最早黄并最晚消退。如黄疸延期消退甚至越来越重，同时伴有拒奶、呕吐、发烧等异常情况，则需马上到医院就诊。以免引发核黄疸病，危及生命。

四季感冒

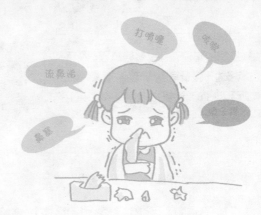

● 感冒的典型症状

　　所谓感冒，西医称之为"急性上呼吸道感染"，是指从鼻腔、咽部一直到喉部的急性炎症，感冒是孩子最为常见的一种病症，一年四季均可发生，而且大多数孩子每年可发病数次。

● 帮助孩子小鼻子通气的小窍门

　　鼻塞不通气是感冒的症状之一，孩子感冒了鼻塞，既影响吃奶也影响睡觉。下面的小窍门能帮助孩子缓解鼻塞症状。

❶ 鼻涕结块时，用一根专为婴儿设计的棉签，蘸些温水清理鼻腔。

❷ 睡觉时，让孩子侧躺。

❸ 用食指在孩子的鼻梁处轻轻按摩。

❹ 蒸汽能有效缓解鼻塞等症状，可打开空气加湿器。

❺ 喂奶时用毛巾热敷孩子头顶囟门，能让他的鼻子通气，但注意毛巾温度，以防烫伤孩子。

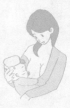

● 普通感冒与流感的 7 个区别

❶ 发病急缓：普通感冒发病时症状出现得比较缓慢，一两天之内陆续表现出来；流感的症状出现得很突然，在 24 小时之内将全部表现出来。

❷ 有没有胃口：孩子患上普通感冒，胃口不受影响，食欲改变不明显；流感却严重影响孩子的胃口。

❸ 咳嗽时有没有痰：普通感冒时孩子咳嗽多为干咳没有痰；流感时咳嗽有痰，能听到孩子的喉咙里发出"呼噜"声。

❹ 会不会拉肚子：普通感冒除了典型症状外，没有其他异常；流感则往往伴有呕吐及腹泻。

❺ 是否发烧：普通感冒一般不发烧，或者只发低烧；流感时发高烧。

❻ 孩子精神状态：普通感冒时，孩子照吃照玩，日常生活没什么影响；患上流感的孩子则无精打采，不想玩。

❼ 病程长短：普通感冒一般将持续 5 ～ 6 天，不超过一周；流感持续时间较长，多为 14 天左右，并且在最初的 3 ～ 4 天病情最为严重。

● 孩子患上感冒的家庭护理

　　孩子感冒，需不需要去医院应该视病情来定。普通感冒可不去医院，最好的办法就是让孩子休息、多喝水，并注意摄入足够的维生素。只要家庭护理得当，普通感冒会在一周左右痊愈。但如果是流感的话，就要去医院。

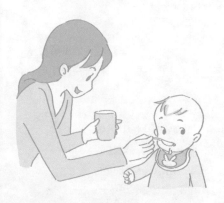

◆ 多喝水。增加每日喝水量。孩子不喜欢喝水的话就增加喝水的次数，多喝几次。

◆ 保证充足睡眠。让孩子休息好。感冒时身体机能下降，充足的睡眠能保证身体得到恢复。

◆ 饮食清淡为主。感冒会影响脾胃消化功能。感冒了就不要再吃脂肪含量高的辅食，除了正常喝奶之外，应给孩子吃汤、粥、面条之类好消化的食物，并多增加新鲜蔬菜和谷类食物。

● 感冒了要去医院的情况

◆ 当孩子发烧超过 38.5℃，并持续超过 24 小时。

◆ 持续低烧超过 3 天。

◆ 出现呕吐、腹泻的症状。

◆ 孩子不停地用手抓挠耳朵。

◆ 孩子呼吸困难。

◆ 虽然没有发热或只是低热，但孩子看上去很不舒服。

◆ 奶量或食物的摄入量不及平时的一半。

Tip：感冒可能与肠胃不好有关

"肺与大肠相表里"，肠胃有病会影响肺部功能，专家认为，有相当一部分呼吸道疾病和大便不通畅有关。便秘会使病毒长时间滞留肠胃，使感冒容易反复发作并加重，因此，为孩子选择适当和适量的饮食，可减少孩子患上感冒的机会。

注意居室通风。越是感冒越要开窗通风，空气流通减少空气中的病原微生物浓度，有利于康复。

◆ 勤洗手，并加强家中环境卫生消毒。

保证大便通畅。发热时出汗多，身体缺水可能导致便秘，进而加重病情，因此要给孩子多喝水及果汁，保证大便通畅。

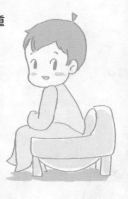

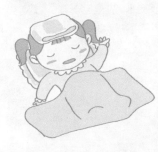

物理降温。体温低于 38.5℃，低热时暂不吃退烧药，采用物理降温即可，如用湿毛巾冷敷额头或者贴退热贴等都可以。但体温高于 38.5℃时必须立即降温，因为高烧可引起高热惊厥。

病情不见好转要带孩子去医院。如孩子退烧后又突然复发，或超过两周都没有痊愈，等等。

发热

发热，通常称"发烧"，即体温异常升高，是孩子最常见的病症。发热是身体与病原体作斗争的一种防卫反应，有利于疾病的恢复；但是长期发热或高热可影响身体各种调节功能，对身体造成损害。

● 发热判定

凡超过基础体温范围1℃以上时，称为发热．不超过38℃称为低热，超过39℃者为高热。

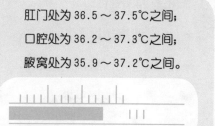

● 正常体温

肛门处为36.5～37.5℃之间；

口腔处为36.2～37.3℃之间；

腋窝处为35.9～37.2℃之间。

● 体温的测量方法

腋测法： 擦干腋下汗液，将体温表的水银端放于腋窝顶部，用上臂将体温表夹紧，10分钟后读数。这种方法不易发生交叉感染，是测量体温最常用的方法。但此法需要孩子配合，如孩子测量时乱动会影响测量结果。

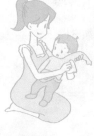

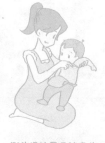

擦干腋窝　　　　　测体温计置于腋窝处

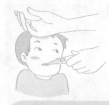

口测法： 用75%酒精消毒体温表，然后放在舌下，5分钟后取出体温表读数。但如果孩子不小心咬断了体温计，危害很大，因此这种方法不适合5岁以下的孩子。

肛测法： 将肛表头部用油类润滑后，慢慢插入肛门，深度为2.5厘米，放置3分钟后读数。这种方法易保证测量的准确，适合年龄小的孩子，但肛表插入的不适容易使孩子哭闹。

方法一

让孩子横趴在妈妈的膝上，用一只手压住孩子的后背，另一手的食指和中指夹住体温计轻轻插入肛门；

方法二

让孩子躺下，按照换尿布的方法，提起孩子的双脚，把事先润滑好的体温计轻轻插入肛门。

颈测法：测时把体温表水银头放在孩子颈部，轻压使体温表与颈部皮肤紧密接触，持续 3 ～ 5 分钟即可。颈温与腋温等值，测颈温不用脱穿衣服，安全又卫生，比较适合给新生孩子测体温，但这种方法的准确性有限。

其他：红外线探头测耳温、额头测温贴、红外测温枪等。

Tip：体温可产生波动

检测部位不同体温也不同，肛温比口温高 0.3℃，腋下温度比口温低 0.4℃；不同季节体温也有不同，夏季体温会比春，秋，冬季略高；傍晚时，孩子的体温往往比清晨时要高一些；孩子进食，哭闹，运动后，体温也会暂时升高；如果衣被过厚，室温过高等，孩子的体温也会升高一些。

● **孩子发热首先选择物理降温**

　　临床上孩子发热常用的降温方法主要有两种：物理降温、药物降温。婴幼儿一般感染所致的发热最好先采用适当的物理降温措施，尤其新生儿期孩子发热一般不宜采用药物降温。不过采用何种方法帮助孩子降温，要根据孩子的年龄、体质和发热程度来决定。

头部湿冷敷：将湿毛巾敷于发热孩子的前额，2 ～ 3 分钟换1 次。

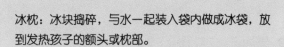

冰枕：冰块捣碎，与水一起装入袋内做成冰袋，放到发热孩子的额头或枕部。

温水浴：让发热孩子在 35℃ 左右的温水中沐浴 10 ～ 15 分钟。

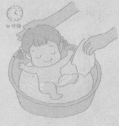

擦浴：用 30% ～ 50% 的酒精或温水浸湿纱布，洗擦发热孩子的皱褶部位如颈部、腋下及腹股沟等处。

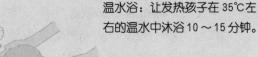

● **退热药服用提示**

孩子发热在 38.5℃ 以下可暂不服用退热药。
孩子服用退热药剂量不可太大，要在医生指导下用药。
不宜在短时间内让孩子服用多种退热药，降温幅度不宜太大、太快。
给孩子服用退热药后，要及时给他补充水分，以免发生脱水。

● **需要看医生的异常体温**

◆ 体温高于 38.5℃ 持续 24 小时以上。

◆ 体温高于 40℃，并伴随以下症状之一：

呼吸困难
脖子僵硬、呕吐或出现皮疹
恶心、腹泻、眼睛凹陷

腹泻

孩子生长迅速，新陈代谢旺盛，所需营养物质较多，但胃肠功能尚未发育成熟，胃酸及消化酶的分泌较少，再加上自身抵抗力较弱，一旦遭到病毒或细菌的侵袭或某些不良因素的影响，就容易发生腹泻。

● 判断新生儿是否拉肚子的两个标准

排便次数有没有明显增多：婴儿每天排便 1 ～ 2 次属于正常情况。腹泻时排便次数明显增加，轻微时一天之内有 4 ～ 6 次，严重时可达 10 次以上。

大便性状是否有变化：排便良好的婴儿大便呈黄色或金黄色，质地较软，其间或许夹杂一些未消化的食物颗粒。腹泻时大便很稀，可能稀到像蛋花汤或水那样。某些原因引起的腹泻还可能排出黏液便或黏脓血便。

● 腹泻不可自行治疗

引起腹泻的原因很多，必须查明病因才能对症下药，切不可随意用药。随意用药不仅解决不了问题，反而可能延误治疗时机。腹泻的同时出现呕吐、发烧、烦躁及精神不佳的症状，或者一天大便超过 10 次，必须立即去医院，以防脱水导致更加严重的后果。

病理性腹泻

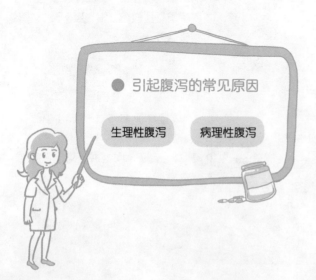

● 引起腹泻的常见原因

生理性腹泻　　病理性腹泻

导致病理性腹泻的原因很多，与病原生物数量的多少，毒力的强弱，婴儿自身状况及外界环境等都有密切关系。引起病理性腹泻主要是病原微生物感染所致。

生理性腹泻

纯母乳喂养的婴儿在出生6个月之内，可能会出现一种特殊的腹泻，即出生后不久开始排黄绿色稀软大便，叫做生理性腹泻。这种腹泻不需要治疗，原因是有些婴儿的胃肠道对母乳产生了轻微的不适应。并非所有婴儿都会发生生理性腹泻。生理性腹泻有6个明显特点：

❶ 只有纯母乳喂养的婴儿才有可能发生。

❷ 除了腹泻外，婴儿并没有其他异常症状。

❸ 婴儿食欲及生长不受影响，体重增长正常。

❹ 常在喂奶后排便，大便中带有奶瓣或一点点透明黏液。

❺ 主要发生在生后6个月之内的婴儿身上，尤其好发于新生儿身上。

❻ 刚出生时大便次数较多，大便质地也较稀，大约出生两周后情况好转，随着月龄的增长，腹泻的状况也随之趋向正常。

Tip：

生理性腹泻是由于孩子的胃肠功能发育不完善引起的，大多在添加辅食后就会慢慢自愈。如果一直没有好转，或每日大便次数达到10多次，就应该引起注意，需考虑带孩子去医院诊治。

● **孩子腹泻时要防止脱水**

如果发生右边情况，必须立即带孩子去医院。

◆ 孩子口唇发干、口渴。

◆ 超过6个小时没有小便。

◆ 孩子前卤凹陷眼窝凹陷，哭时无泪。

◆ 精神不振、嗜睡、皮肤弹性差。

● **居家照顾孩子腹泻8注意**

❶ 接触正在患病中的婴儿必须先洗手

❷ 婴儿用的奶瓶、奶嘴和小碗、勺子等用具与成人的分开，并每日彻底消毒。

❸ 不必禁食但必须调整饮食，让孩子吃半流质易消化食物。

❹ 增加每日饮水的次数和数量，避免脱水。

❺ 如孩子是乳糖耐受不良引起的腹泻，必须更换配方奶粉。

❻ 记录每日大便情况，掌握病情的发展趋势。

❼ 在食物中添加少量的盐，补充腹泻损失。

❽ 勤换尿布，预防红屁股。

五种常见皮肤问题

孩子的皮肤应该柔嫩细滑，但由于这样那样的原因，有的孩子皮肤粗糙、起屑、红痒，以致孩子反复抓挠、哭闹、严重的还会造成食欲不振，进而影响精神状态。

● 痱子

孩子汗腺发育不完全，体温调节能力差，汗液排泄不畅就会储留于皮内引起汗腺周围发炎。所以痱子是孩子在夏季或炎热环境下常见的一种皮肤病，多在额头、两颊、颈部、腋下等身体褶皱处出现，孩子会感到刺痒。

护理要点

可用柔软的布蘸温水擦拭，等待自然干燥，同时需保证室内空气的流通，穿着宽松、纯棉质地的衣物。

预防及治疗

不能给孩子穿过多衣物，就算天气冷也不能包裹太严实。若孩子容易发汗，可多冲几次澡，擦上适量痱子粉。

● 婴儿湿疹

引发湿疹的原因比较复杂，干燥、过敏、遗传因素都有可能，甚至某些食物也会诱发湿疹。其中遗传是主要原因。易患湿疹的孩子多半皮肤敏感，有可能就是过敏体质。湿疹多在脸上、额头、耳朵周围发生，严重时四肢也有。

护理要点

❶ 用清水给孩子洗澡、洗脸，不要使用肥皂等化学品，否则会使湿疹更加严重。

❷ 湿疹会反复出现，不能随便用药，必须咨询医生。

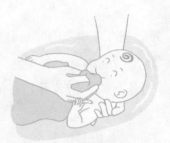

● 尿布疹

　　尿布疹又称"红屁股"，是接触性皮炎的一种，表现为在接触尿布的屁股上出现红斑、红色丘疹，严重时发生溃烂。尿布疹的出现与尿液对皮肤刺激作用有关。

护理要点：

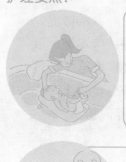

勤换尿布

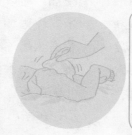

用温水勤洗屁股

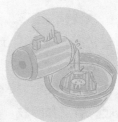

尿布清洗后用开水烫

保持孩子屁股干燥，每天让孩子的屁股晒晒太阳，阳光中的紫外线能杀灭病菌。

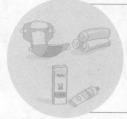

使用柔软的、棉布做的尿布或透气性好吸湿性强的品牌纸尿裤；给发红的部位抹上护臀霜。

③ 给孩子穿戴纯棉质地、宽松、透气的衣物。

④ 如果发现湿疹是由某种食物引起的，那么就暂停喂食这种食物。

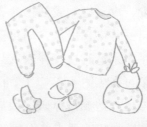

⑤ 保持室内湿度适当，过于干燥的空气会使孩子的皮肤失水过多而易发生湿疹。

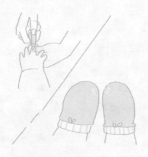

⑥ 给孩子勤剪指甲，指甲太长容易把皮肤抓破。晚上睡觉时给孩子戴上特制的小手套，防止他抓伤自己。

⑦ 给孩子喂母乳的妈妈自己也要注意饮食，不要吃刺激性食物，以免母乳里带有过敏因子引发孩子患湿疹。

● 幼儿急疹

幼儿急疹又称玫瑰疹，是病毒感染引起的。一般以高热开始，持续三四天，当体温降至正常时，全身会出现一种玫瑰色的不规则小斑疹。斑疹常从脖子开始发生，接着是脸部、胸腹、背部和四肢。

护理要点

该病的显著特征是热退疹出，发热通常来得很快，而且经常是高热，所以要注意补充水分，并采取冷敷额头等物理方法降温。若高热超过 39℃ 并持续不退，就要立即去医院。通常烧退了后过几天就好了，主要是要防止高热引起孩子出现惊厥等问题。

● 水痘

水痘是由水痘带状疱疹病毒初次感染引起的急性传染病。传染性强，冬春两季多发，皮肤接触或沾上含有病毒的飞沫，均可被传染，但病愈后可获得终身免疫。孩子出水痘时往往伴有发热，体质较弱的孩子可高热达 40℃ 以上，而皮疹出会又痛又痒，如结痂被抓破以致局部感染，甚至出现败血症的严重并发症。

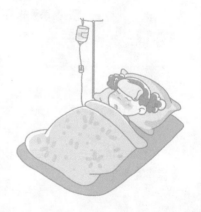

护理要点

将孩子与家中其他人隔离，避免病毒传染。

保持皮肤的清洁。

饮食以清淡易消化为主。

Tip：

接种水痘疫苗可降低孩子患上此病的概率。

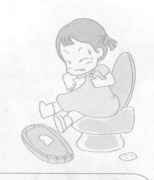

便秘

导致孩子便秘的原因很多，饮食原因最为常见，所以孩子发生便秘，治疗的关键是改变饮食的内容和习惯。

● 婴儿发生便秘的 5 个原因

饮食不合理：如果孩子吃得太少，吃得过于精细，饮食中蔬菜和水果太少，米粉等精细食物太多，大便自然就少。

排便不规律：该排便时因为玩或其他事情耽误了，大便长时间堆积在肠内，水分被逐渐吸收，大便就会变得干燥不易排出。

孩子心理排斥：有时某些心理因素也会让孩子抑制排便。比如换了新的生活环境，孩子不愿意独自待在厕所；或者前次排便时的疼痛让孩子有心理障碍。越不愿意解大便，大便越积越粗，排便也越来越困难，形成恶性循环。

孩子生病了：孩子生病通常吃得少喝得少，就会发生便秘。这种功能性便秘，在调理后就会改善。但有些孩子因为患有先天性疾病，如先天性巨结肠，才出现便秘。此类便秘一般的调理不能解决根本问题，必须经过外科手术矫治。

活动过少：适当的运动能使胃肠蠕动加快。每天保持一定活动量的孩子就不容易发生便秘。

● 判断孩子是否便秘 4 标准

① **大便的质地**。如果排出的大便又干又硬，那就是便秘。

② **持续多久不排大便**。通常超过 3 ~ 4 天不排便就算便秘。

③ **孩子食欲**。不排大便的同时也没有食欲，就算看到平时爱吃的东西也没有胃口的话，就说明孩子便秘了。

④ **孩子肚子**。如果摸上去感觉孩子肚子胀气，不柔软，就有可能便秘。

● 孩子便秘护理

◆ 给孩子多吃水果或蔬菜，以增加肠道内膳食纤维的含量。饮食上注意营养均衡，五谷杂粮及水果蔬菜都要吃。

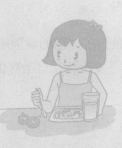

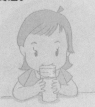

◆ 训练孩子养成定时排便的好习惯。

◆ 多喝水，活动或游戏后要及时补充水分。

◆ 局部使用开塞露。

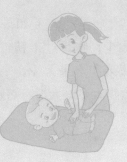

◆ 每天给孩子按摩肚子，帮助肠道蠕动，加速排便。先将双手搓热，再将掌心按在孩子的肚子上，以肚脐为中心顺时针轻轻按摩，每次5分钟，一天3次，能帮助孩子排便和排气。

● 孩子便秘预防

① 母乳喂养：母乳中含有低聚糖和丰富的营养，不会让孩子上火。

② 均衡膳食：大便的性质与食物有关，如果食物中蛋白质多而碳水化合物（糖和淀粉）和膳食纤维的含量少，则大便干燥且排便次数少；如果食物中含有较多碳水化合物，则排便次数增加且大便稀软。

③ 养成良好的排便习惯：从3～4个月起就可以训练孩子定时排便，最好在清晨一起床、餐后或晚上睡觉前排便。

④ 增加运动：多活动，增加腹肌的力量，利于排便。

● 要去医院的5种便秘

便秘的同时伴有呕吐、便血、腹泻腹痛或发热等症状时。

超过5天没有大便。

母乳喂养的孩子出现便秘时。

孩子服用某种药物后出现便秘。

周期性便秘。

Tip：

发现孩子便秘时，绝对不能随便给孩子吃泻药，觉得孩子便秘很严重时应该带孩子去医院，由医生来诊断该用何种药物。

手足口病

近 n 年关于手足口病的报道十分常见，每年 5 ～ 8 月份是此病高发期，一旦孩子身上出现红色疹子，父母们便如临大敌。手足口病是由多种肠道病毒引起的常见传染病，以婴幼儿发病为主，潜伏期一般为 3 ～ 7 天。

● 手足口病的两个典型症状

❶ 前期类似感冒有轻度发热，为 38℃左右，可能还有咳嗽、咽喉痛、腹痛等症状。

❷ 发热 1 ～ 2 天后开始出现皮疹，通常在手足、臀部出现，或出现口腔黏膜疱疹。但因个体差异，有些孩子不发热只出皮疹。

● 手足口病皮疹的特点

◆ 手足口的皮疹出现在手、口和足三处，通常散布在口腔、手掌及脚掌边缘处。

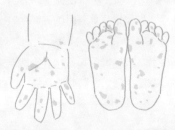

◆ 米粒大小，看上去像小小的圆形水泡，里面有少量液体，周围包着一圈红晕。

◆ 手足口疹子很痛，所以孩子不愿意吃东西，而且会不断流口水。

● 手足口病的传染途径

经由呼吸道飞沫传染。

饮用或食入被病毒污染的水、食物也可发生感染。

接触病患时感染。

触摸被污染的玩具、用品时被感染。

● 手足口病预防

第一招，消毒

◆ 消毒非常重要，能杀灭大部分病毒。

◆ 孩子的所有用品都要消毒，餐具、奶瓶可高温消毒，玩具和经常接触的其他物品用84消毒液擦洗即可。

◆ 孩子的衣服、尿布洗干净后需放在阳光下曝晒4个小时以上。

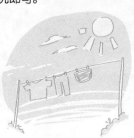

第二招，勤洗

◆ 幼儿饭前、便后要洗手，外出归来要洗手，特别是疾病流行的高峰期候一定要勤洗手。

◆ 母乳喂养的话，妈妈也要勤洗手洗澡，勤换衣服，喂奶之前清洗乳头。

第三招，注意饮食

◆ 不喝生水，不吃生冷食物，不吃没洗干净的瓜果，不吃或少吃剩菜剩饭。

第四招，处理粪便

◆ 孩子的粪便应及时处理掉，并立即清洗干净马桶。

第五招，室内环境清洁

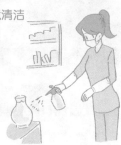

◆ 孩子房间必须保持通风，注意室内清洁卫生，必要时每日消毒。

第六招，不去人多场合

◆ 尽量不去超市、商场等人多通风不畅的场所。

◆ 在户外游戏时避免与其他发热、出疹的小朋友接触，感染的机会就会很少。

● 面对手足口病不用过分恐慌

① 手足口病其实是可以自愈的，大部分孩子在7～10天就能痊愈。通常嘴巴里的溃疡面在发病一周左右愈合；皮疹稍晚时候消退，不会留下疤痕。

② 极少数孩子可能会有高热、全身皮疹、腹泻、心肌炎、肺炎、脑膜炎等并发症。只要发现出疹子时立即就医，就能避免并发症的发生。

③ 手足口病在人与人之间传播，不会在人和动物之间传播。因此，接触宠物、牲畜并不会引起感染，而成人却会传染给孩子，也能被孩子传染。成人感染后症状很轻，不容易发现，所以在春季等病毒流行的时候，父母应该多加注意，接触孩子前一定要先洗手。

肥胖

孩子健康成长，是每对父母的心愿。为了实现这个愿望，有些父母提供给孩子过多的食物，并以"我家孩子胃口好、吃得多"为傲，最后或许事与愿违：一个"小胖墩"出现了。孩子胖不好吗？医生的回答是：在合理的范围内是可以的，超过则不好，严重超重就是"肥胖症"。

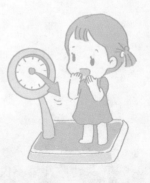

● 世界卫生组织的肥胖判断标准

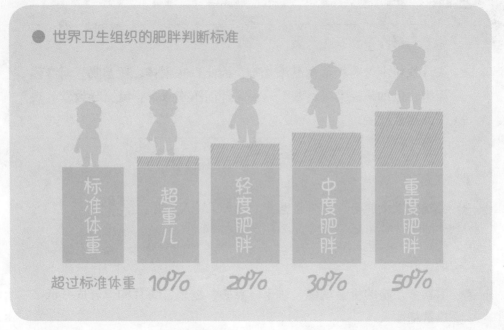

标准体重	超重儿	轻度肥胖	中度肥胖	重度肥胖
超过标准体重	10%	20%	30%	50%

● 肥胖因素大调查

你们家族中有人是肥胖症？

是 家族遗传与儿童单纯性肥胖症关系密切，通常父母很胖则孩子也会发胖。

你们家经常吃高热量、高脂肪食物？

是 过多摄入肉类及油炸食品，会造成脂肪在体内的堆积。

经常给孩子吃精细食品?

是 白面、白米、甜点等并非儿童首选食物,其中含有过多的糖分。

孩子不喜欢吃蔬菜?

是 蔬菜中含有大量纤维素,胃肠必须消耗更多的热量才能消化掉,如果少吃蔬菜不仅减少热量的消耗,还容易便秘。

孩子喜欢喝果汁不喜欢吃水果?

是 果汁饮料中含有很多食品添加剂,因此口味很棒,适当喝些对身体无害,但如果经常喝,甚至只喝果汁而不吃水果,就会导致营养缺失而热量过多。

常常带孩子外出吃"大餐"?

是 餐馆的饭菜油多、调味品也多,吃多了让人发胖。

家中的零食很多?

是 零食多了吃的机会就多,饼干、点心、糖果、薯片的营养成分低,热量却惊人。

孩子每天户外活动少?

是 室内活动太多占据了孩子有限的户外运动时间,使热量消耗降低。

　　大部分患肥胖症的孩子都是由于喂养不当、能量摄入与消耗不平衡造成的。肥胖孩子营养过剩、消耗过低,脂肪在皮下、体内慢慢积累,最终影响身体健康。上面的调查如果回答"是"超过一半以上,就必须要调整生活方式了。

● 肥胖是"病"不是"福"

肥胖给孩子身心健康带来极大威胁，并且可能引发一些影响到成年的疾病。

危害一，反应迟钝。肥胖的孩子反应比较迟钝，由于应激反应能力低下，容易发生外伤、骨折等。

危害二，潜在疾病风险。肥胖的孩子成人后发生冠心病、高血压、糖尿病的几率较健康儿童高。

危害三，不利于心理发育。肥胖对孩子的心理发育也会产生不良影响，随着年龄增长对自己的体形产生自卑感，缺乏自信，较难与别的儿童相处而形成心理障碍。

危害四，肥胖可伴随一生。肥胖使儿童体内脂肪细胞数量增加，脂肪细胞在这个时期所增加的数量，日后再也不会减少。因此不少患肥胖症的幼儿长大成人后肥胖的比例很高，治疗也较困难。

● 预防肥胖症

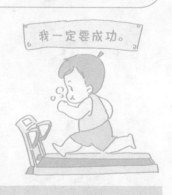

我一定要成功。

治疗孩子的肥胖症仅仅需要遵循一个简单的准则：摄入小于消耗。但这对儿童来说则较为困难，因为他们还不能很好地自我控制。对肥胖儿的治疗需采取综合措施，需要父母从饮食、运动及行为矫正等几个方面着手。

一要管住嘴

A. 控制饮食。控制饮食并不是让孩子吃得少，而是要吃得科学。吃满足生长发育所需的营养即可，不吃营养成分低热量高的"垃圾食品"。

对策：

- 制定合理的食谱，谷类、蔬菜、水果、蛋和肉均衡安排。
- 少食多餐，一日三餐定时定量，早上和下午各加餐一次，加餐以水果和奶制品为主。
- 多吃粗粮，少吃白面、白米、面包这类精细粮食。
- 少吃油及糖、盐等调味品。
- 晚上睡前两小时之内不吃东西，可加一次牛奶。

B. 控制零食。零食吃多了就容易发胖，预防孩子肥胖必须让他少吃零食。

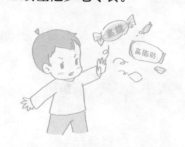

对策：

- 把家中的零食全部清理掉。
- 去超市少买或不买零食，特别是高糖、高脂肪的零食。
- 可以准备一些奶酪、坚果，当孩子想吃时只给少量，并要放在加餐时吃。

二要迈开腿

运动能帮助提高身体新陈代谢能力，消耗热量。多参加运动就能减轻体重。应选择安全、有趣味性、对孩子更有吸引力、价格便宜、便于长期坚持、能有效减少脂肪的运动。

A. 适当的户外运动。

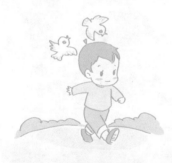

对策：

- 每日运动 45 分钟，每周至少 5 次。
- 开始时散散步、走一走，然后逐渐增加强度，如跑步、踢球等。
- 在运动前后补充水分，但不能运动后立即吃东西，必须过半个小时再吃。

B. 参与家务劳动。除了运动，如孩子能每天参与力所能及的家务劳动，也能消耗热量。

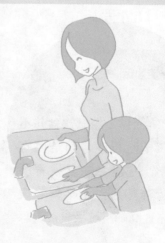

对策：

- 试着让孩子做一些简单的家务，如扫地、擦桌子。
- 多鼓励孩子和父母一起做家务，洗衣服时让他在一边洗自己的袜子，洗碗时让他帮着端碗等。

C. 多动少坐。肥胖的孩子大多不愿活动，宁可躺在沙发上也不愿意站起来走一走，因此要预防孩子肥胖，就要他多动少坐。

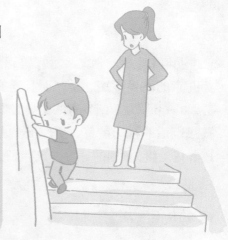

对策：

- 让孩子自己上下楼梯。
- 在外面也尽量少乘坐电梯，多爬楼。
- 出门多走路，少坐车。

三要多监督、并进行行为的矫治

面对美食成人尚且难以抵御，更何况孩子，因此需要父母多多监督。

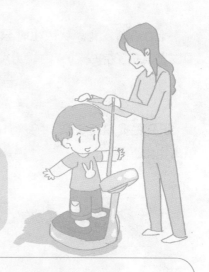

A. 定期体检。能及时发现发胖迹象，早发现早纠正。

B. 定期量体重。家里准备一台体重秤，每周给孩子称一次，掌握体重的变化并调整饮食与运动。

C. 全家齐参与。父母应该与孩子一起参与减重的过程，改变不良饮食习惯以及不良的生活方式如：放慢进餐速度，少看电视，少玩电脑游戏等，带孩子多参加户外运动。

近视

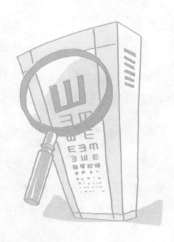

近年来近视、散光、远视等眼部问题已经成为儿童的高发眼病之一，而且还有低龄化的趋势。0 ~ 6 岁是眼睛发育的重要时期，保护得好，孩子以后的视力就好。更重要的是，在幼儿阶段养成爱眼、护眼的好习惯，会让孩子受益终生。

● 幼儿期视力发育三特点

特点一

视力逐渐发育。从出生时只有光感，至幼儿期开始视力逐渐增强，到满 3 周岁之前孩子完成 70% 的视力发育。

特点二

识别由简单至复杂。随着月龄的增长，幼儿可识别的物体从简单到复杂，距离也由近至远。

年龄（岁）	视力	物体识别能力
1	0.2	形状、大小、颜色
1.5	0.4	爬动中的小虫、飞动中的昆虫
2	0.5	几米之外的玩具
3	0.6 ~ 0.8	天上的飞机、远处的高楼

特点三

手眼协调能力增强。在幼儿期，大脑的神经系统在不断发育完善，幼儿越来越频繁地使用双手去碰触视力所及范围之内的物品。他对空间的感知能力也在不断增强，知道被藏起来的东西只是暂时消失了，就在周围的某个地方。如果眼睛能看到，他会立刻用手去拿。

● 保护眼睛四部曲

加强营养　　眼睛的发育需要营养支持，缺乏某些营养成分可能影响到视力的发育。

❶ 维生素。维生素 A、维生素 B 族及维生素 C 对眼部的新陈代谢起着非常重要的作用。

可选食物：各种新鲜水果及蔬菜。

❷ 微量元素。锌、铁、镁等微量元素的作用可维持正常的视功能。

可选食物：谷类、豆制品及坚果类。

❸ 营养素 DHA 和 AA。这是组成视网膜的重要物质。

可选食物：海鱼、贝类、肉鸡禽蛋。

用眼卫生　　科学用眼是预防近视等眼部问题的一个前提，从幼儿期就应当养成良好的用眼习惯。

用眼卫生小知识

❶ 不在光线不足的室内看书、看电视。

❷ 多做游戏少玩游戏机。

❸ 限制孩子看电视的时间。

❹ 炎热的夏天在户外活动时，给孩子戴一顶遮阳帽。

❺ 多带孩子外出走走而不是坐在家中。

谨防外伤　　幼儿的活动范围比原来广泛，发生磕碰在所难免，所以需小心避免眼睛受伤的情况。

❶ 跑动时手里不拿尖锐物体。

❷ 把家中的清洁剂、消毒液等化学品放在高处。

❸ 当孩子眼中进了沙子灰尘时，需正确处理。

❹ 没有大人的监护，不放鞭炮。

定期检查

有一些眼部疾病，如果能早期发现得到治疗，就能将危害降至最低。因此父母最好从幼儿期开始，定期带孩子进行视力筛查。

❶ 教孩子认识视力表。

❷ 平时多注意观察孩子眼睛状况，眼屎忽然增多、经常揉眼或眨眼、看电视时皱起眉头，这些都是眼睛出现问题的早期症状。

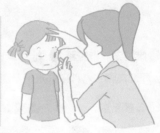

● 近视会遗传

近视按度数简单划分为：

高度近视，近视度数大于 600 度；

普通近视，近视度数 600 度以下。

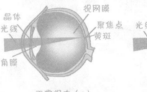
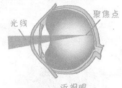

正常视力（1）　　近视眼

高度近视的发生为常染色体隐性遗传，如果父母双方均为高度近视，那么子女遗传的几率为 100%；如果父母只有一方是高度近视，则子女遗传几率为50%。所以，高度近视会遗传，而普通近视则更多是后天原因所致。

● 保护孩子视力从小做起

❶ 虽然遗传是近视的主要因素，但帮助孩子养成良好的用眼习惯，有助于把近视发生率降到最低，或尽力推迟近视的发生时间。

❷ 让孩子少吃糖而多吃蔬菜、水果及谷类、蛋奶等食物，确保营养摄入均衡，满足眼睛发育供给。

保护视力 少吃甜品

❸ 父母理应重视孩子眼睛的保健，孩子满半岁，就应该去视力筛查，以有效预防和尽早发现眼睛疾病。

❹ 孩子患上眼病后应该及时到医院就诊，不能私自给孩子点眼药水。

❺ 避免孩子用脏手揉眼睛，以免手上的细菌和病毒带入眼睛。

Tip:

澳大利亚研究人员发现晒太阳能促进体内多巴胺分泌，降低近视率。

中耳炎

中耳炎是累及中耳全部或部分结构的炎性病变，尤其好发于儿童。据统计，四分之三的孩子在 3 岁以前至少经历一次耳内感染，中耳炎是小儿耳鼻喉科最常见的疾病之一，发病频率仅次于感冒。频繁复发的中耳炎会影响孩子的听力，如果在孩子学说话的关键时期有可能影响孩子的语言能力发展。

● 耳朵的构造画图

① 耳朵分为外耳、中耳、内耳三部分。

② 中耳是一个密闭而充满空气的构造，与外耳之间仅隔着一层耳膜。

③ 咽部与中耳是相通的，连接两处的管道叫做耳咽管。

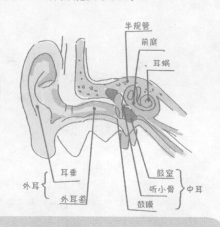

● 中耳炎的两个特点

中耳炎往往是感冒或咽喉感染引起的疼痛并发症。孩子耳咽管呈水平位，鼻咽部的病菌能轻易进入中耳引起发炎。

经常掏耳朵的话，可使病菌从外耳进入中耳，进而导致发炎。

● 中耳炎的 4 个典型症状

① 发烧。大部分患病孩子都有发热症状，体温有时高达 40℃。

② 听力障碍。听力会下降，孩子对声音的反应不如平时灵敏。

③ 耳朵脓性液体。有些孩子耳朵里会流出黄色或白色的脓性分泌物。

④ 耳朵疼。急性发作时耳朵里会感到很疼痛，孩子会抓耳朵，哭闹，睡觉不安，也不愿意吃东西，因为吞咽的动作可引起疼痛。

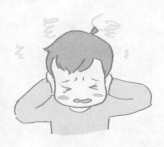

Tip：

　　中耳炎会造成中耳积水，导致听力受损，因此如果怀疑孩子患上了中耳炎，或发现孩子不断地抓挠耳朵时，应当立刻去医院请专科医生检查。一般急性中耳炎以抗生素治疗 1 ～ 2 周后即可康复。

● 中耳炎护理

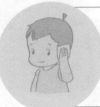

❶ 热敷耳根。把干净热毛巾或装上温水的热水袋，放在耳根部位反复热敷，这样能缓解耳朵疼痛。

对策：

- 先洗净双手，让孩子侧躺在你的双腿上或床上。
- 用消毒棉签擦干净外耳，再一只手轻拉耳廓，另一只手用滴管滴入耳药。
- 让药液顺着耳朵后壁滑入耳中，注意滴管不要接触耳道。
- 让孩子保持姿势几分钟。

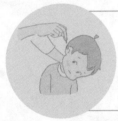

❷ 滴耳药。给孩子的耳朵里滴药可不是一件容易的事，需要提前做好准备，让孩子能乖乖接受。

● 预防中耳炎的方法

　　◆ 洗澡或游泳之后，用干净棉签轻轻蘸干耳道中的水，潮湿的耳道很容易滋生细菌。

　　◆ 耳屎能保护鼓膜，不要经常给孩子掏耳朵。

　　◆ 避免上呼吸道感染。

　　◆ 擤鼻涕的时候告诉孩子不要用很大的力气。

　　◆ 避开二手烟。加拿大一份研究报告显示：3 岁以前每天接触二手烟的幼儿患经常性中耳炎的比率是其他同龄幼儿的 2 倍以上。

　　◆ 让孩子采用仰卧或侧卧的睡姿。研究显示：这两种睡姿可以增加孩子睡觉时的吞咽动作，降低病菌存留机会，使孩子中耳炎感染率能比其他睡姿低 1/3。

中暑

孩子的体温调节中枢还没有发育成熟，对周围环境气温变化适应性差。如果在炎热环境中待的时间稍长，体温快速升高，身体内的热散不出去，就容易导致中暑。

● 孩子中暑症状

◆ 体温达 39 ～ 40℃时，但皮肤湿冷，出冷汗。

◆ 皮肤发红、发烫，并且干燥。

◆ 孩子哭闹、烦躁不安，精神显得疲乏、困倦无力，呼吸和脉搏急促、快速，有的甚至出现抽搐或昏迷。

◆ 孩子昏昏沉沉，对外界反应迟钝，较大的孩子描述自己恶心、头晕。

● 预防中暑

◆ 炎热夏季，要给孩子着宽松、柔软、薄的全棉衣服。

◆ 孩子活动时，要鼓励他多饮水，但不要用饮料代替白开水。

◆ 暑天可喝些有清热消暑功效的绿豆百合汤。

◆ 尽量开窗通风，利用风扇或空调保持室内温度适宜。

◆ 若带孩子外出，最好安排在早上或黄昏。而且外出时要戴上防晒帽，涂防晒霜。

◆ 保证充足睡眠，合理安排作息时间。多吃应季蔬菜瓜果。

● 中暑的紧急处理

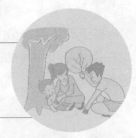

❶ 将孩子立即移到走廊、树荫下等通风、阴凉、干燥处。

❷ 解开孩子衣扣，松开或脱去衣服，让孩子仰卧散热。汗湿的衣服应及时更换，同时打开电扇或开空调，尽快散热，但风不要直接吹向孩子。

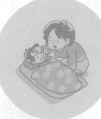

❸ 条件允许就给孩子洗温水浴，否则用凉的湿毛巾冷敷孩子头部。

❹ 如孩子有呕吐，应及时清理，以保持呼吸道通畅。

❺ 孩子意识清醒前别让他喝水，意识清醒后可让孩子饮服绿豆汤、淡盐水等解暑。

❻ 藿香正气液具有散热解暑的作用，每次半支，一日2次，可用于治疗中暑。

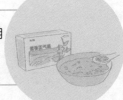

Tip：

　　中暑后不宜立即过量饮水，宜少量多次饮水，每次饮水量以不超过300毫升。而且中暑后应尽量让孩子多吃一些清淡易消化的食物，不宜让孩子吃油腻的食物。

孩子用药不能掉以轻心

古人云："误用致害，虽人参甘草亦毒药之类也。"孩子正在生长发育，各种器官、免疫系统的发育还不健全，肝、肾等脏器解毒排泄功能弱，对许多药物的代谢、排泄和耐受性差，药物容易在体内蓄积，给药剂量有误，不但影响疗效，甚至可能引发不良反应。因此孩子用药需要特别慎重，不能简单地将成人药"打折"使用。应根据孩子的病情、体重、具体身体条件选择用药，以免用药不当小病变成大病，在孩子成长中留下极大的隐患与追悔。

孩子安全用药 4 要点

● 用药量准确。

　　每次给孩子服药量家长应按医嘱或服用说明，根据孩子的年龄、体重、身高给孩子服用。喂药前要确认药量刻度，并正确量取，同时按规定的用药时间、频率，还有次数喂药。

● 妥善保存药品，服药前仔细核对药名，并注意观察用药结果。

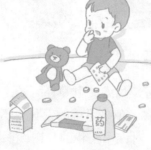

　　要把药品放在适当、安全的地方，以免孩子误食。

● 尽可能根据孩子年龄选择便于孩子吞服的药物剂型。

　　家长选择孩子可以接受的药剂，能避免孩子吃药时哭闹呛吐，一般 1 岁以前的婴幼儿，优先选用液剂、糖浆、悬浮剂等喝的药品。

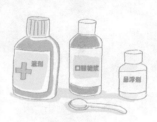

● 尽量不混合用药，也别用牛奶、果汁帮助孩子服药。

　　混合用药不仅起不到任何治疗作用，反而可能加强药物毒性反应，除非必要，尽量不要混合用药。

解读孩子用药误区

● 凭"经验"吃药。

　　孩子不同时期的病情不同，上次生病孩子服用了就病愈的药，这次不一定适合，家长不能随便套用。

● 不够疗程即停药。

　　虽然药物说明书上表明用药一个疗程为 7 天，但服药两三天后孩子病情略有好转，于是给孩子停药。即使病症得到控制，也要待疗程满再停药，自行停药容易使病情反复。

● 减量服用成人药物。

　　孩子不是成人的缩小版，不要随便给孩子使用成人药物，应根据孩子年龄、体重服用儿童药。

吃药前 5 注意

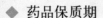 药品保质期

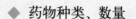 药物种类、数量

◆ 取药前清洁双手

◆ 儿童药品说明书

Tip：

　　儿童用药剂量比较复杂，因为随着孩子年龄、身高、体重的变化，各个时期的用药量都不相同。 现在，药品说明书上的儿童剂量多是将成人剂量按孩子的标准或平均体重换算出来的，所以计算体重较重的孩子的剂量时，可能超过成人用量。这种情况下，要把握的原则是**孩子用药量不能超过成人量**。

　　孩子用药时，应考虑体重、年龄和孩子病情变化快的特点，要注意观察孩子病情变化及药物反应，随时根据病情调整用药或剂量，使用药更趋合理。

● 频繁换药。

　　完全杀灭病菌需要过程，频繁更换药物不仅难以获得应有的效果，而且还会使细菌产生耐药性。

● 滥用输液。

　　输液和其他给药途径相比，危险系数要大得多，可能引起输液反应，所以孩子生病能不打点滴就不打。

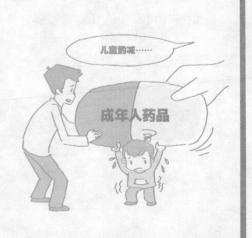

167

孩子慎用四类药

● 氨基糖苷类：

卫生部已明确规定，6 岁以下儿童应禁止使用这类药品，比如庆大霉素、阿米卡星、链霉素等，这些药物容易导致儿童耳聋，还可能引起肾衰竭。

● 大环内酯类：

红霉素、罗红霉素、阿奇霉素等，这些治疗衣原体、军团菌、支原体的特效药，往往会对儿童肝脏造成较大的损伤，如果用药的剂量大，或用药的时间长，则可能造成肝衰竭、药物性肝炎，甚至可以引起死亡。

● 氯霉素类：

这类药物目前临床上使用得比较少，但儿童使用这类药物后，可能会导致再生障碍性贫血、灰婴综合征，甚至引起儿童肝功能严重衰竭。

● 喹诺酮类：

诺氟沙星、环丙沙星等，是目前成人使用率比较高的药物，但儿童必须慎用，12 岁以下儿童最好不用。因为，已有实验数据表明，这类药物可导致软骨发育障碍，影响儿童的生长发育。

乱给孩子服补药、补品危害大

❶ 导致孩子性早熟　　❷ 加重原有病症　　❸ 中毒

❹ 出现消化道症状　　❺ 过敏　　❻ 内分泌失调

❼ 鼻出血、齿龈出血、口渴、便秘等其他症状

防病就要按季保健

春季养肝

夏季养心

一年有四季，春暖、夏暑、秋凉、冬寒。中医认为，人的五脏六腑与四季是相呼应的，季节的变化会影响人体的健康。孩子正处于生长发育的时期，四季的变化对他们的生理的影响更大，因此养育孩子时顺应自然界的气候的变化，根据季节调整养育方法，与天地阴阳保持协调平衡，使孩子体内外环境和谐，达到预防疾病、健康成长的目的。

秋季养肺

冬季养肾

春季养肝

春季是一年中最生机盎然的季节，气温逐渐回升，万物开始发育生长，与自然界相应，孩子身体新陈代谢日渐旺盛，生理功能开始活跃。春季比冬季白天长，所以春天宜早起早睡。春天属木，木为肝，中医养生理论认为"春与肝相应"。春天应注意养肝、疏肝，让肝气舒发，精神愉悦。饮食上少吃酸收之味，多吃辛甘发散之品，如胡萝卜、猪肝等。

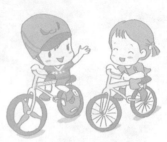

❶ 春季要防孩子花粉过敏。

❷ 春季要尽量避免去人多、密闭的公共场所，以防传染病。

❸ 春季早晚温差大，注意孩子衣服勤加、勤脱。

❹ 适当的运动，促进新陈代谢。

夏季养心

夏季天气炎热，草木茂盛。夏季在五行中属火，所主为心，所以夏季养育孩子时要注意顾护心阳，确保心脏机能的旺盛。可让孩子相对地晚睡早起，多些在外面玩耍的时间，以保持阳气旺盛。

❶ 夏天宜多吃养心安神食物，如茯苓、莲子、百合等；同时不妨多吃点苦味食物，如：苦瓜、丝瓜、葫芦、杏仁等，因为苦味入心，有助于养阴清热除烦。

❷ 夏季天气炎热，湿度大，食物易滋生细菌、变质腐烂，要特别注意饮食卫生。

❸ 夏季蚊虫多，要防蚊虫叮咬。

❹ 夏季高温出汗多，要注意补水。早晚一杯凉白开，能使孩子的肝脏解毒能力和肾脏排洗能力增强，增加免疫功能。

❺ 外出做好防晒措施。

❻ 合理使用空调和风扇。冰淇淋等冷饮，孩子宜少吃，可以绿豆汤、西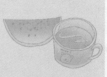瓜汁、酸梅汤等清凉饮品解暑。

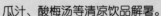

秋季养肺

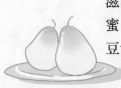

秋天是万物成熟、收获的季节。秋气与肺紧密相关，要注意秋季养肺，防伤肺气。秋季饮食宜清淡、爽口，滋阴润燥养肺，可食用芝麻、雪梨、荸荠、龙眼肉、蜂蜜、银耳、苹果、香蕉、葡萄、菠菜、萝卜、藕、绿豆、豆制品等。

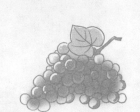

❶ 入秋以后，早晚温差较大，适时增减孩子衣服。

❷ 秋季干燥，注意空气保湿和皮肤滋润。

❸ 肺与大肠相表里，容易便秘，饮食宜少吃刺激性的食物，熏烤及油炸食品孩子忌食。

❹ 饮食卫生，少让孩子吃生冷食品，瓜果要确保洗净。

冬季养肾

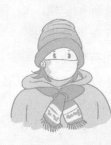

冬季天气寒冷，草木凋零，是一年四季的终结，是万物休养生息的季节，养育孩子宜顺应季节养藏，注意保护身体阳气。早睡晚起，避免使体内阳气过多耗散。冬季属肾，肾主藏精而为生命之元，肾强则可调节身体适应严冬的变化，因此，冬季养育孩子重点是"养肾防寒"。中医认为，黑色对应于肾。在冬季可给孩子多吃黑色食物，如黑豆、黑芝麻、黑米、黑木耳、黑枣等，以养肾补肾。

❶ 冬天天冷可选择太阳光充足、风较小的时候，让孩子进行 30 分钟活动，以提高孩子抗寒能力。

❷ 冬季是呼吸道传染病流行季节，应尽量避免带孩子去人多拥挤通风不畅的公共场所。

❸ 冬季寒冷要注意给孩子保暖防寒，避免着凉。

❹ 冬季寒冷干燥，孩子皮肤容易干裂发痒，要让孩子多吃蔬菜、水果，多喝开水，洗手、脚、脸后适当搽点护肤霜。

预防接种和定期健康检查为孩子健康保驾护航

　　孩子生病了，不仅孩子难受，大人也着急。"上医治未病，防患于未然"，治病不如防病，日常生活中，帮助孩子预防疾病，远离疾病既是家长不可推卸的责任，也是家长对孩子的最大关心。防病有各种各样的方法和措施，其中按时预防接种和定期健康检查是保护、促进孩子健康成长的重要措施。近年来发生的几次严重疫苗安全事故，让大家对疫苗的安全性和有效性充满担心，但从 1992 年卫生部开始推广新生婴儿乙肝疫苗接种到 2006 年，乙肝表面抗原携带率就从 9.75% 降到 7.18%。就我国庞大的人口基数来说，这下降的近 3 个百分点意味着，有很多的孩子避免了乙肝病毒的感染而能健康成长，所以预防接种在疾病的防范上是利大于弊。至于定期健康检查，是了解孩子体格生长和神经心理发育情况的重要渠道，通过每次检查，医生会告诉家长目前孩子有无常见疾病和不利于健康的因素，并指导家长应采取什么样措施来矫治或预防，以保证孩子健康成长。一岁以内的婴儿生长发育很快，家长需要更加重视定期健康检查。

预防接种不要错过

人生病时，身体会对疾病产生抗体，有些传染病如麻疹、流行性腮腺炎、百日咳、伤寒等传染病，一次得过后能终生免疫。预防接种就是把人工灭活或减毒处理的病菌、病毒疫苗接种在健康人的身体内，使人在不发病的情况下，产生抗体，获得特异性免疫。

● 接种疫苗种类

在儿童预防接种证上的接种疫苗可分为计划内疫苗（一类疫苗）和计划外疫苗（二类疫苗）。

| 预防接种证上的疫苗种类 | 计划内疫苗：有 7 种，属于免费疫苗，是国家规定纳入计划免疫，孩子出生后必须进行接种的。 |
| | 计划外疫苗：有 10 种，是自费疫苗，家长可以根据孩子自身情况、各地区不同状况及经济状况自愿接种。 |

计划内疫苗：包括卡介苗、脊髓灰质炎减毒活疫苗、百白破三联疫苗、麻疹或麻风疫苗、麻腮风疫苗、乙肝疫苗、乙脑疫苗、甲肝疫苗、流脑 A 疫苗、流脑 A+C 疫苗、白破疫苗。

计划外疫苗：包括：脊髓灰质炎灭活疫苗、HIB 疫苗（B 型流感嗜血杆菌多糖疫苗）、五联疫苗、水痘疫苗、肺炎疫苗、流感疫苗、甲肝疫苗、轮状病毒疫苗、出血热疫苗、狂犬病疫苗、气管炎疫苗、兰菌净。

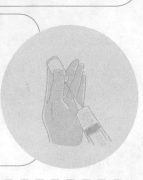

Tip：

◆ 接种时要带上孩子的"预防接种证"，医生凭证接种，并在证上登记接种的疫苗名称、剂量、批号、生产厂家以及疫苗接种的日期和接种点的名称等内容，并将该信息传到免疫规划的电子平台上，以防止错种、重种和漏种。

◆ 接种前要告诉医生孩子的既往病史，过敏史，如孩子前次接种有发热、荨麻疹等过敏反应要告诉医生。

◆ 接种疫苗前应保证孩子的健康饮食、休息，避免孩子饥饿和过度疲劳或不适的情况下接种。

◆ 孩子接种疫苗后，必须在接种场所休息 15～30 分钟。

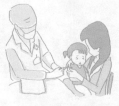

● 不宜接种的孩子

❶ 接种部位有严重皮炎、牛皮癣、湿疹等皮肤病的孩子。

❷ 患急性传染病或痊愈后不足 2 周，正在恢复期的孩子。

❸ 重度营养不良、严重佝偻病、先天性免疫缺陷、过敏体质、哮喘、麻疹、接种疫苗曾发生过敏的孩子不宜接种。

❹ 正在发烧、体温超过 37.5℃的孩子。

❺ 有严重心脏病、肝脏病、肾脏病、结核病的孩子。

❻ 感冒不适的孩子。

❼ 接种糖丸（脊髓灰质炎减毒活疫苗糖丸）前半小时内孩子吃奶、喝热水则需 30 分钟后再进行疫苗口服。

● 接种后常见的不良反应及护理

一般在接种后 24 小时内，孩子的接种部位会出现红肿、硬块结疼痛。局部出现红肿时可行冷敷；局部出现硬结时可拿热水袋进行干热敷来促进吸收，每天可做 2 ~ 3 次，每次 10 ~ 15 分钟。有的孩子接种后可能出现为体温升高、头痛、寒战、恶心、呕吐、腹泻、乏力和周身不适等现象，如体温 38.5℃以上超过了 48 小时需尽快去医院就诊。孩子接种后饮食要清淡，海产品、鸡蛋尽量少吃。还有，接种疫苗以后 24 小时之内最好不要洗澡。

Tip：

孩子上幼儿园前 1 个月宜接种水痘疫苗。

水痘是通过呼吸道传染的疾病，孩子上幼儿园后与小朋友的接触增加，比较容易感染上水痘，家长可以根据孩子的情况进行选择。

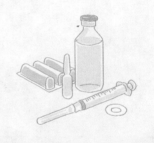

● 国产、进口疫苗的选择

　　我国预防接种疫苗常有国产和进口之分，进口疫苗往往比国产的价格高。二者价格上的差异与疫苗毒株及其培养工艺，以及由此产生的抗体数量多少、防疫时间长短、副反应大小等方面的区别有关。目前，国产疫苗和进口疫苗都通过了国家卫生部门的严格检查，生产线都是按照国家GMP 要求，由药监局批准生产。家长可以根据自己的经济条件自愿选择使用。

定期检查呵护孩子健康

　　孩子越小，身体健康和精神健康与成年后的健康关系越大，有不少疾病如果在 3 岁前及早发现并治疗能够大幅度提高治愈的可能性。做好定期健康检查能使孩子从一出生，即在医生的监护下得到良好的保健，这对预防疾病发生，促进孩子身心健康成长意义重大。

● 去哪里定期检查

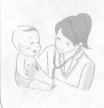

各级妇幼保健机构、卫生院、卫生所以及综合医院都提供孩子定期健康检查。

● 检查次数

孩子年龄越小，发展变化越大，定期健康检查的次数越多，1 岁以内：孩子在 42 天、3 个月、6 个月、9 个月、12 个月时各做一次体检。　1～3 岁：1 岁半、2 岁、2 岁半、3 岁各做一次体检，3 岁以上：4 岁、5 岁、6 岁、7 岁各做一次体检，如有疾病及异常情况，则每个月检查一次，以便得到及时治疗。

● 孩子三岁前必需的 11 次检查

　◆ 出生后立即进行的检查。

　◆ 出生第一周内的基础检查。

　◆ 满月内医生的家访检查。

　◆ 42 天医院的复查

◆ 3 个月智能发育的检查。

◆ 6 个月视力的筛查。

◆ 9 个月血常规的测查。

◆ 1 岁听力的筛查。

◆ 1 岁半口腔及牙齿的检查。

◆ 2 岁以后每年体检一次。

◆ 3 岁尿常规的检查。

附录

世界卫生组织 0 ~ 6 岁儿童体格心智发育评价标准参考值（2006 年）

年龄	体重 /kg（男）	身高 /cm（男）	体重 /kg（女）	身高 /cm（女）	心智发育
初生	2.5 ~ 4.4	46.1 ~ 53.7	2.4 ~ 4.2	45.4 ~ 52.9	俯卧抬头，对声音有反应
1 个月	3.4 ~ 5.8	50.8 ~ 58.6	3.2 ~ 5.5	49.8 ~ 57.6	俯卧抬头 45°，能注意父母面部
2 个月	4.3 ~ 7.1	54.5 ~ 62.4	3.9 ~ 6.6	53.0 ~ 61.1	俯卧抬头 90°，笑出声，尖叫声，应答性发声
3 个月	5.0 ~ 8.0	57.3 ~ 65.5	4.5 ~ 7.5	55.6 ~ 64.0	俯卧抬头，两臂撑起，抱坐时头稳定，视线能跟随 180°，能手握手
4 个月	5.6 ~ 9.3	59.7 ~ 68.0	5.0 ~ 8.2	57.8 ~ 66.4	能翻身，握住拨浪鼓
5 个月	6.0 ~ 9.3	61.7 ~ 70.1	5.4 ~ 8.8	59.6 ~ 68.5	拉坐，头不下垂
6 个月	6.4 ~ 9.8	63.3 ~ 71.9	5.7 ~ 9.3	61.2 ~ 70.3	坐不需支持，听声转头，自喂饼干，握住玩具不被拿走，怕羞，认出陌生人，方木能倒手
8 个月	6.9 ~ 10.7	66.2 ~ 75.0	6.3 ~ 10.2	64.0 ~ 73.5	能自己独坐，会爬，无意识叫爸爸妈妈，呀呀学语，躲猫猫，听得懂自己的名字，会挥手再见
10 个月	7.4 ~ 11.4	68.7 ~ 77.9	6.7 ~ 10.9	66.5 ~ 76.4	扶东西站，扶住行走，熟练协调的爬，理解一些简单的命令，如"到这来"自己哼小调
12 个月	7.7 ~ 12.0	71.0 ~ 80.5	7.0 ~ 11.5	68.9 ~ 79.2	独立行走，有意识叫爸爸妈妈，用杯喝水，能辨别家人的称谓和家庭环境中的物体

年龄	体重/kg（男）	身高/cm（男）	体重/kg（女）	身高/cm（女）	心智发育
15个月	8.3～12.8	74.1～84.2	7.6～12.4	72.0～83.0	走得稳，能说3个字的短语，模仿做家务，能垒2块积木，可以和成人很开心的玩
18个月	8.8～13.7	76.9～87.7	8.1～13.2	74.9～86.5	能上下台阶，理解指出身体部位，自己能吃饭，能认识一种颜色
21个月	9.2～14.5	79.4～90.9	8.6～14.0	77.5～89.9	能踢球，扔东西，能垒4块积木，喜欢听故事，会用语言表示大小便
2岁	9.7～15.3	81.7～93.9	9.0～14.8	80.0～92.9	两脚并跳，区别大小，能认识两种颜色，认识简单形状
2.5岁	10.5～16.9	85.1～98.7	10.0～16.5	83.6～97.7	单脚站立，说出自己的名字，洗手会擦干，能垒8块积木，常问为什么？试与同伴交谈，相互模仿言行
3岁	11.3～18.3	88.7～103.5	10.8～18.1	87.4～102.7	能从高处往下跳，能双脚交替上楼，会扣纽扣，会折纸，会涂浆糊黏贴，懂得饥饿、累、冷，会用筷子，能一页翻书
3.5岁	12.0～19.7	91.9～107.8	11.6～19.8	90.9～107.2	知道颜色，不再缠住妈妈，开始有想象力，自言自语
4岁	12.7～21.2	94.9～111.7	12.3～21.5	94.1～111.3	能独立穿衣，模仿性强
4.5岁	13.4～22.7	97.8～115.5	13.0～23.2	97.1～115.2	能说简单反义词，爱做游戏
5岁	14.1～24.2	100.7～119.2	13.7～24.8	99.9～118.9	解释简单词义，识别物件原料
5.5岁	15.0～25.5	103.4～122.4	14.6～26.2	102.3～122.0	开始抽象逻辑思维，自觉性、坚持性、自制性有明显表现
6岁	15.9～27.1	106.1～125.8	15.3～27.8	104.9～125.4	想象力丰富，性格性绪开始稳定

计划内疫苗接种时间表

中国儿童免疫规划程序

疫苗名称	接种时间	接种剂次
卡介苗	出生时	1
乙肝疫苗	0、1、6 月龄	3
脊髓灰质炎疫苗	2、3、4 月龄，4 周岁	4
百白破疫苗	3、4、5 月龄，18 ~ 24 月龄	4
白破	6 周岁	1
麻风疫苗（麻疹疫苗）	8 月龄	1
麻风腮疫苗	18 ~ 24 月龄	1
乙脑减毒活疫苗	8 月龄、2 周岁	2
A 群流脑疫苗	6 ~ 18 月龄	2
A+C 流脑疫苗	3、6 周岁	2
甲肝减毒活疫苗	18 月龄	1
乙脑灭活疫苗	8 月龄，2 周岁，6 周岁	4
甲肝灭活疫苗	18 月龄，24 ~ 30 月龄	2

图书在版编目（CIP）数据

北京儿童医院专家课：小儿保健与养护 / 张峰著 .
—— 南京 ：东南大学出版社，2015.1
（聪明宝贝养成计划）
ISBN 978-7-5641-5035-8

Ⅰ . ①北… Ⅱ . ①张… Ⅲ . ①婴幼儿－保健②婴
幼儿－哺育 Ⅳ . ① R174 ② TS976.31

中国版本图书馆 CIP 数据核字 (2014) 第 132722 号

北京儿童医院专家课：小儿保健与养护

出版发行	东南大学出版社
出 版 人	江建中
插　　画	黄斯婷
社　　址	南京市四牌楼 2 号（邮编：210096）
网　　址	http://www.seupress.com
经　　销	新华书店
印　　刷	北京海石通印刷有限公司
开　　本	787mm×1092mm　1/16
印　　张	11.25
字　　数	270 千字
版　　次	2015 年 1 月第 1 版
印　　次	2015 年 1 月第 1 次印刷
书　　号	ISBN 978-7-5641-5035-8
定　　价	36.00 元

·本社图书若有印装质量问题，请直接与营销部联系，电话：025 － 83791830。